AF306132

Docteur Camille DOUVRIN
DE L'UNIVERSITÉ DE PARIS.

…éal de la Faculté libre de Médecine de Lille.
…interne de la Maison de Secours pour les Blessés
de l'Industrie.
Ancien externe de la Maternité Ste-Anne
et de l'Hôpital des enfants.
Membre-Adjoint de la Société anatomo clinique.

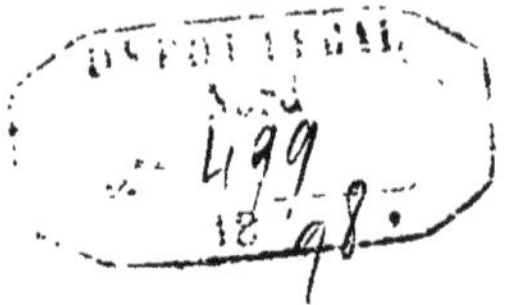

SUR LE

RAITEMENT DES FRACTURES

PAR LE

MASSAGE

ET LA

MOBILISATION

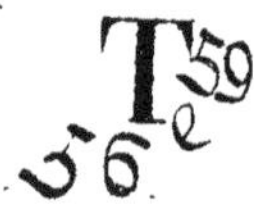

MERVILLE (NORD)
IMPRIMERIE ÉMILE DOUVRIN, RUE CROISÉE, II.

1898

SUR LE TRAITEMENT DES FRACTURES

par le Massage et la Mobilisation

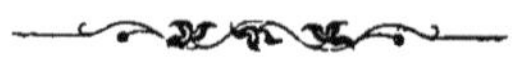

Docteur Camille DOUVRIN
DE L'UNIVERSITÉ DE PARIS.

Lauréat de la Faculté libre de Médecine de Lille.
Ex-interne de la Maison de Secours pour les Blessés
de l'Industrie.
Ancien externe de la Maternité Ste-Anne
et de l'Hôpital des enfants.
Membre-Adjoint de la Société anatomo clinique.

SUR LE

TRAITEMENT DES FRACTURES

PAR LE

MASSAGE

ET LA

MOBILISATION

MERVILLE (NORD)
IMPRIMERIE ÉMILE DOUVRIN, RUE CROISÉE, 11.

1898

DÉDICACE

En terminant notre scolarité médicale, nous avons la profonde émotion de donner à nos parents le témoignage public de notre filiale reconnaissance. Dieu seul pourra les récompenser des travaux et des sacrifices qu'ils se sont imposés pour assurer notre avenir. C'est à eux que nous dédions ce modeste travail.

Nous avons aussi la joie et le devoir de dire ici, à nos frères et sœurs et à tous nos parents, l'amour et le respect que nous professons pour notre famille.

Notre ancien supérieur et tous nos anciens maîtres de l'Institution Sainte-Marie d'Aire-sur-la-Lys, Monseigneur le Recteur et nos professeurs de l'Université libre de Lille, ont droit à notre respectueuse gratitude. Qu'ils veuillent bien en agréer l'expression.

Nous voulons remercier tous nos maîtres de la Faculté libre de Médecine de Lille et ceux de la Faculté et des Hôpitaux de Paris. On nous permettra d'avoir un merci spécial pour ceux qui nous ont initié à la connaissance de la clinique : MM. les Professeurs Duret, Desplats et Derville, à l'hôpital Sainte-Eugénie ; MM. Eustache et Delassus, à la Maternité Sainte-Anne ; M. le professeur Rédier dont nous avons mis particulièrement à profit le dévouement et la science, au dispensaire St-Raphaël, pour les maladies de la bouche et des dents ; M. le Professeur Augier, qui nous a donné de nombreux témoignages de bienveillance amicale et dévouée, pendant les différents séjours que nous avons faits comme externe à l'hôpital des enfants.

Nous aurons un pieux souvenir pour la mémoire des Professeurs Vallin et Didier, qui sont morts, pendant nos études, victimes de leur devoir professionnel.

Nous avons, enfin, le devoir de dire notre respectueuse affection à notre maître M. le Professeur Guermonprez Pendant notre internat à la Maison de secours pour les blessés de l'Industrie, il a mis à notre entière disposition l'expérience que lui a donnée sa longue pratique de la Chirurgie des établissements industriels. Il a bien voulu encourager l'idée que nous avions d'étudier dans notre thèse le traitement des fractures par le massage et la mobilisation. Nous lui devons donc un témoignage spécial de reconnaissance.

M. le Professeur Tillaux nous a fait l'honneur d'accepter la présidence de notre thèse: qu'il veuille bien en agréer nos sincères remerciements.

INTRODUCTION

Nous nous sommes proposé de contribuer par notre thèse à l'étude du traitement des fractures par le massage et la mobilisation. Ce n'est pas sans appréhension que nous abordons notre sujet. Nous avons secoué le revêtement de poussière des vénérables bouquins, nous avons surtout étudié les productions modernes, les publications d'hier, et nous avons constaté que l'accord est loin d'être fait sur cette question entre les maîtres de la chirurgie, comme entre les professionnels observateurs. On pourrait presque dire : « Quot capita, tot sensus. ! »

Et cela se conçoit. Comme le dit notre maître M. le Professeur Delassus, dans le Journal des sciences médicales (20 décembre 1886), « une méthode heurtant presque de front les idées reçues, opposant, à l'immobilisation prolongée, le repos strictement nécessaire, pétrissant par le massage des parties soigneusement respectées, une pareille méthode devait soulever des objections, amener des restrictions, et par contre-coup, provoquer de part et d'autre de ces exagérations qui sont toujours une déviation ou un arrêt pour la thérapeutique. »

Il ne nous appartient certes pas de faire œuvre de polémiste. Notre seul désir est d'exposer simplement l'état de la question à cette heure, en apportant à cette étude, avec le résultat de nos recherches, nos observations personnelles.

CHAPITRE I

Historique

De tout temps, l'hygiène et l'esthétique ont appelé le massage à leur service.

Si nous consultons nos ancêtres médicaux, nous découvrons qu'ils avaient doté la thérapeutique de ce procédé, que l'on aurait tort de croire absolument moderne. Nous pourrions faire redire à Philostrate, Oribase et bien d'autres Anciens, les bienfaits qu'ils attendaient du massage. On nous en voudrait, si nous ne répétions, au moins, les enseignements du père de la médecine, Hippocrate :

« Le médecin », dit cet auteur *(Traité des articulations, tome IV)*, à propos du traitement consécutif à la luxation de l'épaule, «doit posséder l'expérience de beaucoup de choses, et entre autres, celle du *massage ;* celui-ci resserre une articulation trop lâche, et relâche une articulation trop rigide. » Et plus loin : «Il convient de masser l'épaule avec des mains douces et dans tous les cas avec ménagements ; *on communiquera des mouvements* à l'articulation, aussi étendus que possible, mais autant que cela se pourra sans douleur. »

La « massothérapie » est donc d'origine très ancienne, mais son application systématique et raisonnée au traitement des fractures est récente. C'est M. Just Lucas-Championnière qui a repoussé, avec éclat, les principes antiques du traitement des fractures.

Ses communications à la Société de Chirurgie, en 1886, ont fait grand bruit dans le monde médical. Et depuis lors, au milieu des controverses de toutes sortes, on ne peut plus compter les publications qui se succèdent sur la question du massage dans les fractures ; et on est parfois stupéfait de la hardiesse des affirmations de ceux qui en préconisent l'emploi exclusif, comme s'il n'y avait plus la moindre place à laisser aux ressources séculaires de la chirurgie.

Quant à la question de priorité du traitement des fractures par le massage et la mobilisation, elle est controversée.

M. Lucas-Championnière n'a pas pris l'attitude d'un novateur de toutes pièces. A la séance du 4 Août 1886, de la *Société de Chirurgie,* il a « rappelé que Bourguet (d'Aix) a fait, dans des cas de fractures du radius, des tentatives », se rapprochant du traitement qu'il venait préconiser lui-même. Ces faits se trouvent, dit-il, dans le *Bulletin de thérapeutique* d'il y a treize ans. Notre confrère plaçait l'avant-bras entre deux attelles ; puis, il faisait de la « malaxation », c'est-à-dire du massage, et de l'«extension intermittente », en faisant soulever des poids au blessé » (p. 691).

C'est en effet, de 1873 que datent les publications de Bourguet, dans le *Bulletin de thérapeutique,* sous le titre : Traitement des fractures de l'extrémité inférieure du radius. Avant lui, Bizet (Recueil des mémoires de médecine et de chirurgie militaires, 1866) emploie le massage pour le diagnostic de fractures accompagnées d'épanchement sanguin. « Si le massage vient en aide au diagnostic, il sert manifestement d'aide puissant au traitement, dont il abrège la durée par une action prompte et incontestable. »

M. Just L. Championnière nie énergiquement que la chirurgie allemande soit en possession ancienne du massage des fractures. Il signale l'ouvrage du docteur Albert Hoffa de Wurzbürg *(Technic der massage, 1893),* dans lequel « il n'y a rien sur la technique du massage dans les fractures, alors que la technique est bien enseignée pour toutes les autres formes du massage.

« Cependant, ajoute-t-il, il y a (dans cet ouvrage) de très claires allusions au massage pour fractures de rotule, le seul pratiqué avant moi. »

En effet, au Congrès français de Chirurgie de 1885, Tilanus d'Amsterdam vint, après Metzger, affirmer l'utilité du massage dans le traitement des fractures de rotule.

De son côté, M. Georges Berne se dit en droit d'affirmer qu'avant sa conférence de 1884 (dans le service de M. Huchard à l'hôpital Bichat, à Paris) « personne, ni en France, ni à l'étranger, n'avait publié aucun mémoire, aucune note, ni rien d'analogue quant au traitement des fractures du péroné, d'emblée, dès le premier jour, par le massage. » *(Rev. de thérapeutique,* Paris 15 janvier 1897, *p. 34).* Le même auteur expose sa méthode particulière de massage dans la *Revue générale de clinique et de thérapeutique,* en 1887.

En 1895 paraît l'ouvrage de M. Lucas-Championnière intitulé: *Traitement des fractures par le massage et la mobilisation.*

De nombreux articles sur ce sujet, des thèses remplies d'observations vraiment remarquables, surgissent de toutes parts depuis dix ou quinze ans. Nous n'avons pas la prétention de les indiquer tous. Nous aurons, du reste, à en signaler un certain nombre dans le cours de ce travail. Notre index bibliographique facilitera les recherches de ceux qui s'intéressent particulièrement à la massothérapie.

CHAPITRE II

Immobilisation absolue et Mobilisation relative

Une question capitale se pose au début de cette étude : L'immobilisation *absolue* est-elle le traitement le plus favorable à la réparation des fractures ?

PRINCIPES

Dans la séance du 21 décembre 1897, M. le docteur Just Lucas-Championnière a exposé, à l'Académie de médecine de Paris, ce qu'il considère comme les principes de sa méthode.

« Ces principes sont susceptibles d'une très grande généralisation pour les fractures ; mais ce sont des principes de physiologie pathologique de la plus haute importance pour la réparation de tous les tissus qui ont subi un traumatisme. »

« *L'immobilisation ne favorise point la réparation des tissus et des organes.* »

« Ceux-ci ont *besoin de mouvement* pour se réparer, comme ils ont *besoin de mouvement* pour vivre. »

« *L'immobilisation*, qui a été et est encore un procédé banal en chirurgie, *doit disparaître.* »

« Je vous montrerai les mêmes réparations faites pendant le mouvement, pour les articulations *comme pour les os,* pour les muscles comme pour les articulations. Je l'ai montré pour bien des viscères. »

« Je pense que cette formule est capitale pour l'avenir de la chirurgie . . . . . : que l'influence bienfaisante de la mobilité sur la réparation des tissus représente une des manifestations les plus paradoxales de la physiologie pathologique. »

M. Lucas-Championnière affirme donc : 1° que la mobilisation n'est pas nuisible à la réparation osseuse ; 2° que la mobilisation est bienfaisante. — Il y a lieu d'examiner ces deux affirmations.

§ I. *Les mouvements, restreints dans une sage mesure,*
n'entravent pas la réparation osseuse.

Il serait déloyal d'exagérer la pensée de M. Lucas-Championnière et de prétendre qu'il mobilise aveuglément toutes les fractures. Lui-même insiste sur les contre-indications énumérées plus loin ; il rejette les mouvements qui amèneraient « de nouveaux changements dans les rapports des os ». Cette restriction faite, constatons que les mouvements *restreints dans une certaine mesure,* n'entravent pas la réparation osseuse.

1°. — Les fractures de côtes, les fractures de la clavicule se réparent solidement ; et tout le monde sait avec quelle difficulté, on peut dire avec quelle impossibilité, les chirurgiens font la contention exacte des fragments.

2°. — Les fractures traitées par l'extension continue se guérissent bien ; et M. Hennequin ne se plaint pas de la mobilisation relative, qui est inévitable avec son appareil pour les fractures de cuisse.

M. le Prof. Tillaux écrit à ce sujet : « Je ne vais pas

jusqu'à demander le massage et la mobilisation des fractures ; mais enfin *j'affirme que les mouvements légers ne contrarient pas la formation du cal,* et j'en donne comme preuve la rapidité surprenante de la consolidation des fractures du fémur traitées par la seule extension continue, sans immobilisation rigoureuse.» (Tillaux. *Leçons de clinique chirurgicale* recueillies par M. Thierry. Paris, 1895).

3°.— Les fractures ouvertes, avec plaie, que l'on est obligé de mobiliser pour renouveler les pansements antiseptiques, se consolident rapidement. Ce fait a étonné plus d'un chirurgien. M. Lucas-Championnière rapporte l'observation suivante :

OBSERVATION I

Il s'agit d'un Monsieur de 52 ans qui se fit, dans une chûte, une fracture de l'olécrâne avec plaie, ouverture de l'articulation du coude droit, hémorrhagie considérable. — Pansement antiseptique avec de l'alcool, puis plus tard, avec de l'acide phénique. — Il ne fut jamais immobilisé, mais soutenu dans une écharpe simple ; mouvements après chaque pansement. Trois semaines plus tard, il écrivait facilement et ne s'est jamais ressenti de rien au point de vue fonctionnel.

4°.— Les exemples sont nombreux, de fractures méconnues, non traitées ou mobilisées à cause d'une erreur de diagnostic, et cependant parfaitement consolidées. Citons, comme les plus fréquentes, les fractures du péroné méconnues par les empiriques, qui appliquent aux entorses le traitement par le massage et la mobilisation.

Notre maître M. le Prof. A. Delassus rapporte un cas de fracture de la clavicule méconnue, parfaitement consolidée. Il s'agit, il est vrai, d'un enfant, chez lequel le périoste solide pouvait peut-être maintenir les fragments ; le fait nous paraît pourtant intéressant :

OBSERVATION II

S.., âgé de 2 ans, est tombé sur le bras gauche. En rentrant chez
lui, il se plaint de douleurs dans le bras. Ses parents l'examinent, ne
voient rien d'irrégulier et continuent à l'habiller, à le laisser se servir
de son membre comme si rien n'était. Le cal d'une fracture de la
clavicule gauche montre de loin le diagnostic. Les fragments sont
parfaitement coaptés ; et puisque l'enfant ne souffre pas, j'engage à
continuer cette méthode.

. L'enfant est revenu plusieurs fois à la consultation. Le cal est assez
volumineux ; on ne sent pas de mobilité dans les fragments et le
résultat peut être estimé fort complet.

5°. — Nous pouvons joindre à ces remarques le témoignage de
la pathologie et de la thérapeutique comparée ?

Si intelligents et imitateurs que soient les animaux, même
les singes, ils ne connaissent pas le traitement des fractures par
l'immobilisation absolue. Quel est le Chirurgien auquel il n'est
pas arrivé, en dépouillant l'os d'un gibier de son revêtement
nutritif, de constater un cal en bonne et due forme, réunissant les
fragments d'une fracture ancienne consolidée ?

Les vétérinaires eux-mêmes rapportent des observations de
leur pratique montrant que les mouvements, restreints à une sage
mesure, n'entravent pas la réparation des os. Donnons seulement
une observation de M. Cagny *(Journal de médecine et de chirurgie pratiques, 1888)* :

OBSERVATION III

Un jeune chien de 4 à 5 mois, épagneul, courant en plaine après un
lièvre, culbute en sautant un fossé. Fracture du fémur gauche, au
milieu du corps de l'os. Traitement : Laisser le chien libre et seul dans
une grange ; rien sur la fracture, pas de manœuvres d'extension et de
contre-extension, pas d'appareil. Nourriture : lait, viande et os, le

tout à discrétion. C'est là le meilleur traitement : donner une alimentation aussi riche que possible, et laisser le chien dans un endroit où il puisse prendre de l'exercice, sans être exposé à des mouvements brusques. Le 8e jour, au repos, dans la station debout, le pied gauche commençait à toucher le sol. Le 15e jour, dans la marche au pas lente, le membre gauche participe un peu à l'appui, etc. Je ne sais plus au bout de combien de temps la guérison a été complète. Mais pas de *boîterie*, pas de *déformation*. La preuve qu'il y avait fracture, c'est que, au bout de quelques jours, on put sentir à la face interne du fémur une exostose oblongue, qui a disparu avec le temps. Le chien a été suivi plusieurs années.

Nous croyons pouvoir conclure qu'une mobilisation relative n'est pas nuisible à la formation du cal.

En ne recherchant pas une immobilisation rigoureuse, on fait retour aux enseignements hippocratiques. Nous trouvons, en effet, dans le texte du *Traité de l'officine du Médecin* : « Suspendre la partie dans une écharpe, la poser sur un plan, y appliquer un appareil ; toutes ces opérations doivent être telles, que la même position soit gardée. » (*Œuvres complètes d'Hippocrate*, traduction de E. Littré, Paris, 1841, tome III, page 325). Dans d'autres textes du même traité, on lit, non sans étonnement, que le bandage de toute fracture est modifié, sinon renouvelé, à des intervalles de deux ou trois jours. Cette pratique est certes bien éloignée de l'immobilisation complète recherchée par les appareils plâtrés et autres analogues.

§ 2. — *Les mouvements, restreints dans une sage mesure,*
ont une action bienfaisante sur la réparation osseuse.

Cette action bienfaisante de la mobilisation paraît prouvée par l'exubérance et la solidité du cal dans les fractures que l'on ne peut immobiliser complètement : fractures de côtes, fractures de clavicule.

Elle semble admise, au moins implicitement, par les chirurgiens, qui, après la longue immobilisation dans un appareil, comptent sur la fonction du membre libre pour obtenir un cal de dimensions et de consistance suffisantes.

Parmi les moyens préconisés depuis longtemps pour la consolidation des fractures à réparation retardée, des pseudarthroses dites fibreuses, ostéophytiques, fibro-synoviales, on trouve, en première ligne, la mobilisation sous plusieurs formes : « Le frottement des fragments étant une des opérations les plus simples qu'on puisse appliquer à une pseudarthrose, il était naturel qu'elle vînt l'une des premières à l'esprit ; et, si Hippocrate n'a rien dit à ce sujet, Celse en a parlé positivement (Bérenger-Féraud, *Traité des fractures non consolidées ou pseudarthroses*, Paris ; 1871).

La plupart des chirurgiens reconnaissent l'utilité des petits mouvements exercés dans le foyer de la pseudarthrose. « Il en résulte un irritation assez vive des fragments osseux ; et il se produit, sous cette influence, une prolifération plastique plus active que celle qui existait. » (Bérenger-Féraud, *loc. cit.*, p. 319).

White, Hunter, Vallet, Lanson, Parish, Delpech, Everard Home, Ingliss, Smith, ont fourni des faits et des raisonnements en faveur de ce procédé. Bruns rapporte soixante-dix-huit guérisons sur quatre-vingt-quatre cas traités par le frottement automatique.

Qui peut plus, peut moins. Et, si la mobilisation arrive à consolider des fractures que l'immobilisation absolue n'avait pu réparer, il ne semble pas téméraire de dire que les fractures récentes bénéficieront de mouvements dosés, mesurés, méthodiques, restreints dans une sage mesure.

On trouvera plus loin, dans un chapitre spécial, nos observations personnelles et d'autres observations glanées çà et là, concernant des fractures très diverses.

Les faits rapportés tendront à établir la rapidité de la formation du cal dans le traitement par le massage et la mobilisation.

§ III. *Des contre-indications du traitement*
par la mobilisation systématique et raisonnée.

Comme on l'a vu plus haut, M. Lucas-Championnière ne préconise pas la mobilisation dans le traitement de toutes les fractures indistinctement. Il admet comme mouvements possibles tous ceux qui n'amèneront pas de nouveaux changements dans les rapports des os.

« Il est bien certain, écrit-il, que si les mouvements devaient déterminer une déformation nouvelle et plus grave, il y aurait lieu de les empêcher.

Si cette même mobilité des fragments doit aussi déterminer à tout instant des traumatismes nouveaux, on doit encore l'éviter. Qu'on suppose, par exemple, que des extrémités osseuses très aigües menacent de déchirer des tissus, d'ouvrir des vaisseaux, de compromettre l'intégrité de la peau : dans ces cas, il faudra, de toute évidence, recourir à une certaine immobilisation, si l'on veut assurer une guérison sans accident. Les fractures de la partie moyenne des diaphyses sont particulièrement susceptibles de donner des conditions semblables.

L'extrême mobilité des fragments osseux ou l'étendue considérable des déplacements susceptibles de se reproduire constitueront donc des contre-indications à l'emploi de la mobilisation et du massage, au moins comme traitement immédiat. »

Et plus loin, il ajoute :

« Certaines conditions du foyer de fracture particulièrement graves, des épanchements sanguins énormes avec altérations de la peau peuvent encore gêner l'opérateur. Toutes les fois qu'on ne sera pas sûr d'une résistance suffisante de la peau, toutes les fois qu'on pourra redouter un éclatement du foyer distendu, devant mener à quelque chance d'infection du foyer, il sera de toute évidence qu'il est nécessaire de s'abstenir. »

Naturellement, lorsque le massage est impossible, comme dans les cas indiqués par M. Lucas-Championnière, on ne doit pas s'obstiner à vouloir l'appliquer. Cela n'empêche pas le chirurgien d'attendre le moment de donner efficacement au blessé le bienfait de la massothérapie et surtout, de l'appliquer avec mesure et circonspection, lorsqu'il doit pour la première fois en faire usage dans des circonstances délicates et difficiles. C'est donc un ajournement et non pas une contre-indication définitive.

§ IV. *Ankylophobes et Ankylophiles.*

Dans un mémoire communiqué en 1879 à la Société de Chirurgie, Verneuil déclare que « *l'immobilisation est le premier élément du traitement des maladies articulaires :* c'est une vérité méconnue par bien des chirurgiens, qui redoutent l'immobilisation pour les articulations. » Il est faux, d'après lui, que l'immobilisation détermine l'ankylose ; quoiqu'en disent beaucoup de praticiens *ankylophobes,* une articulation enroidie par l'immobilité revient à sa mobilité normale par l'exercice de ses mouvements fonctionnels.

A supposer même que le fonctionnement du membre suffise. suivant l'affirmation de Verneuil, pour ramener sa mobilité normale, n'y a-t-il pas grand intérêt à éviter au blessé les longs mois d'impotence relative et d'interruption du travail professionnel que déterminera, avant la guérison complète, la raideur articulaire ?

Quelles que soient les théories invoquées pour expliquer ce fait, l'état pathologique de l'articulation a une influence incontestable sur la vitalité des tissus voisins. Les différents tissus, qui font partie intégrante ou qui sont des dépendances de l'articulation immobilisée, les capsules, ligaments intra et extra-articulaires, les aponévroses, les tendons, les muscles, s'enraidissent, se rétractent, s'atrophient et perdent de leur vitalité. Les progrès de l'âge, la moindre résistance du sujet, certains états généraux, viennent encore aggraver l'action perturbatrice de l'immobilisation.

Ces faits ont depuis longtemps attiré l'attention des chirurgiens, qui se sont efforcés d'y remédier. Velpeau, Schède de Hambourg, Hervez de Chégoin, après bien d'autres, ont préconisé la mobilisation précoce. En 1860, Morel-Lavallée, dans une note à l'Académie de médecine, conseille l'emploi d'un bandage solidifiable brisé au niveau de chaque articulation ; dans les mêmes vues, M. Hennequin préconise son appareil pour le traitement des fractures du fémur.

On comprend, dès lors, que les propositions formulées, d'une façon si absolue, par Verneuil, furent loin de trouver un accueil indifférent auprès des chirurgiens de l'époque. A des titres divers, MM. Trélat, Duplay, Desprès, Lucas-Championnière et bien d'autres les combattirent et recommandèrent la mobilisation. Léon le Fort déclara, à la société de Chirurgie, qu'il est et restera toujours *ankylophobe*. D'après lui, les ankylophobes, en mobilisant les articulations en temps opportun, rendent plus de services aux malades que les *ankylophiles* en immobilisant toujours et systématiquement le membre, lorsque l'arthrite a disparu. Il cite divers faits ayant trait aux fractures siégeant au voisinage des articulations et recommande la mobilisation dès que la fracture est consolidée.

Dans un travail sur cette question (*Journal des sciences médicales*, 1880), notre maître M. le Prof. G. Eustache écrit sans prendre parti dans la discussion et comme simple narrateur : « Constatons, pour aujourd'hui, que les idées de l'ingénieux chirurgien de la Pitié (Verneuil), ne réunissent pas la majorité des suffrages et que les *ankylophobes*, suivant la pittoresque expression dont il est l'auteur, paraissent devoir l'emporter sur les *ankylophiles*. »

Si l'on part de cette idée, qu'une certaine mobilisation n'est pas nuisible à la réparation osseuse, non seulement on en arrive à mobiliser l'articulation d'une façon précoce, mais on pare aux inconvénients de l'immobilisation articulaire, en appliquant la mobilisation, dès le début du traitement, sous forme de massage. On verra, en effet, dans le chapitre suivant, que le massage sagement appliqué amène l'anesthésie du foyer de fracture et permet ainsi, la douleur étant suffisamment écartée, cette mesure de mouvements favorable à la réparation.

Pour prouver l'efficacité des mouvements provoqués, avant même la réparation complète, M. Lucas-Championnière invoque la rapidité de la guérison après la suture de la rotule fracturée sans immobilisation consécutive et avec marche dès le dixième jour.

Dans le cas particulier de la fracture de rotule, cette influence favorable de la mobilisation est admise par la plupart des auteurs ; et on trouve, dans le Bulletin médical du 4 septembre 1898, un article de M. G. L'homme qui, après avoir parlé de l'arthrotomie et de la suture, ajoute : « Nous croyons, avec la majorité des auteurs, que le massage doux, péri-articulaire, une fois la consolidation assurée, et combiné à la mobilisation prudente de l'articulation, ne peut avoir que des avantages. Il faut commencer les essais de marche et de mobilisation le plus tôt possible. »

M. Lucas-Championnière rappelle aussi l'influence favorable des mouvements provoqués et spontanés suivant, à courte échéance, certaines opérations faites sur les appareils locomoteurs. Dans toutes ces opérations, (luxation de l'épaule, résections de l'épaule, du coude, du poignet, ablation des os du tarse, etc.), « les mêmes faits sont constatés constamment et ces mouvements, provoqués *avant toute réparation,* favorisent cette réparation, car on constate par la suite sur les membres une souplesse des muscles, une disparition de tout empâtement articulaire et péri-articulaire, une liberté de mouvement, inconnues après toutes les méthodes opératoires qui ont été accompagnées d'immobilisation, parfaite ou imparfaite. »

CHAPITRE III.

Action physiologique du Massage dans le Traitement des Fractures

Indications et contre-indications

§ I. — *Lésions du membre fracturé.*

Le traumatisme qui produit une fracture ne borne pas son action à l'os. Dans les fractures juxta-articulaires, celles qui sont plus spécialement justiciables du massage, on rencontre, avec la brisure de l'os et la déchirure du périoste, des lésions des ligaments et des tissus fibreux périarticulaires. Les épanchements sanguins et séreux infiltrent les tissus et forment autour de l'articulation un manchon pathologique, qui contribue à compromettre pour l'avenir les fonctions de la jointure. Du sang s'épanche également à l'intérieur de l'article, même en l'absence de pénétration du trait de fracture.

L'hydrohémarthrose du genou, en particulier, est très fréquente dans les fractures de l'extrémité inférieure du fémur.

Pour les autres articulations des membres, le fait se rencontre plus rarement. Mais les fractures des malléoles, celles du poignet, du coude, s'accompagnent souvent d'un épanchement dans la jointure.

Dans le foyer des fractures, quelle que soit leur localisation, on trouve du sang qui provient des vaisseaux de la moëlle de l'os et du périoste ; la moëlle en est inbibée, le périoste se trouve décollé sur une certaine longueur ; les tendons, les muscles, sont également en contact avec le sang épanché.

A l'épanchement sanguin s'ajoute un épanchement séreux. En effet, dans les premières heures qui suivent la fracture, il se produit une vascularisation des parties voisines, accompagnée d'une exsudation abondante de liquide, (lymphe plastique des auteurs), avec diapédèse active des leucocytes. Il en résulte d'abord une imbibition, puis un gonflement marqué des tissus qui avoisinent le foyer de la fracture.

Les divers liquides épanchés dans le foyer de la fracture son une entrave à la formation du cal, pendant que les épanche-ments articulaires, s'ils tardent trop à être résorbés, s'organisent et forment les produits plastiques qui nuiront à la fonction ultérieure de l'article. Cette même cause contribue à produire l'atrophie et la dégénérescece des muscles, des nerfs et des vaisseaux.

§ II. — *Influence nocive de l'immobilisation rigoureuse sur les agents actifs du mouvement.*

Si la continuité du levier osseux est indispensable pour les fonctions régulières du membre, il ne faut pas, pour l'obtenir, sacrifier les agents actifs du mouvement aux agents passifs. La recherche exclusive de l'immobilisation ne doit pas faire perdre de vue la nécessité de sauvegarder le libre jeu des jointures, la souplesse des ligaments, le glissement facile des tendons dans leur gaîne et l'intégrité de muscles actifs et vigoureux.

Quand un appareil comprime, si peu que ce soit, les nerfs et les vaisseaux, le membre qui s'y trouve immobilisé répare mal les désordres du traumatisme relatés au paragraphe précédent. L'immobilisation ajoute son action à celle des épanchements du foyer et du voisinage de la fracture : l'atrophie des muscles, l'infiltration et l'induration des ligaments, la tuméfaction des synoviales, en sont les résultats fâcheux.

Ces faits ont été observés depuis longtemps. Dupuytren, Velpeau, Hervez de Chégoin, Gosselin, signalaient avec regret, après les fractures antibrachiales, l'inflexibilité de ces mains toutes raides étendues, que Boyer comparait à des mains de justice ; Gosselin redoutait les rigidités douloureuses, les gênes fonctionnelles qui invalident les membres après les fractures du radius, du péroné, de l'olécrane. Et tous incriminaient, déjà, les appareils employés, les lésions d'inactivité des jointures, les symphyses des synoviales tendineuses ou articulaires. Tandis que des malades recouvraient la souplesse de leurs poignets ou de leurs cous-de-pied, après avoir échappé à l'immobilisation, ou même subi des séances de massage, par une méprise profitable des rebouteurs (Forgue et Reclus).

§ III. — *Comment agit le massage.*

M. le Docteur Castex a cherché à résoudre expérimentalement la question de savoir par quel mécanisme ce procédé produisait ces résultats si remarquables. Le *Journal de Médecine et de Chirurgie pratiques* (1892, art. 15062, p. 181) rapporte ses expériences. M. Castex exerça des contusions sur des chiens, d'une manière symétrique et autant que possible avec la même intensité. La marche de l'animal était ensuite examinée et le côté qui paraissait le plus endommagé dans son fonctionnement était soumis au massage.

L'animal était suivi très attentivement ; et on a pu constater que, dans les contusions simples, l'effet immédiat était de réduire les extravasations et de prévenir l'amyotrophie qui survient à la longue dans la partie contusionnée.

Dans les contusions articulaires, l'influence favorable est de toute évidence. Des deux épaules, celle qui a subi des manipulations se trouve préservée de toutes les conséquences fâcheuses de la contusion. L'autre, au contraire, gonfle, devient douloureuse au toucher, et le membre correspondant ne peut porter l'animal.

Toutes les expériences confirment d'une façon très nette ce que la clinique a permis d'observer jusqu'ici ; mais, de plus, les autopsies ont permis à M. Castex d'arriver à des constatations qu'on n'avait point encore faites. Ces autopsies ont été faites, — tantôt peu de temps après le traumatisme, et on a pu reconnaître alors facilement, par comparaison avec le côté non massé, la disparition de toutes les lésions grossières (épanchements sanguins, gonflement, etc.) ; — tantôt elles ont été faites plusieurs mois après, et voici alors ce qu'on a observé par le microscope. Le muscle traumatisé et non massé présentait une sclérose diffuse avec hémorrhagie interstitielle et diverses lésions vasculaires et nerveuses ; au contraire, le muscle traumatisé, mais massé, présentait son histologie normale ; c'était la *restitutio ad integrum*. En résumé, ces recherches démontrent que le massage agit en détergeant les parties des matériaux nuisibles que le traumatisme y a versés, en rendant ces parties à leur état normal, et en prévenant de la sorte le processus de sclérose qui en serait résulté.

De son côté, après avoir injecté une solution d'encre de Chine dans les articulations coxo-fémorales d'un lapin, Mosengœil à massé l'une et négligé l'autre : du côté massé, la diffusion du liquide a été rapide ; il est poussé dans les vaisseaux lymphatiques et jusque dans le tissu conjonctif de la cuisse ; sa direction va du centre à la périphérie.

Lapervenche, dans sa thèse de 1887, cite trois observations avec autopsie, les malades ayant succombé à la violence du traumatisme ou à des accidents consécutifs et chez lesquels quelques séances de massage avaient été effectuées. Chez aucun, il n'a trouvé, au pourtour de l'articulation, de sang épanché en caillot ; il est répandu dans toutes les mailles du tissu cellulaire.

Le massage est donc un modificateur puissant de la dissociation des hématomes et des exsudats, de leur absorption et de leur élimination par les voies lymphatiques. Son action sur le système musculaire, constatée par la pratique de ce procédé thérapeutique, est mise en évidence par les expériences de Castex. Il modifie la circulation générale, la nutrition, la contractilité musculaire, et rend les mouvements plus aisés. Le muscle massé garde ou même récupère ses proportions normales. Les articulations, débarrassées de leurs épanchements, ne perdent pas leur fonction.

En même temps, les frictions activent l'afflux du sang et les phénomènes d'osmose, et facilitent les fonctions d'excrétion et de sécrétion cutanée. L'application du massage, dès le début, au traitement des fractures, préserve aussi des atrophies musculaires, des raideurs articulaires, des troubles trophiques de la peau. Les vaisseaux ne subissent pas d'altérations, et de cette manière se trouvent d'autant mieux évités les accidents signalés par Velpeau et décrits par Azam : la thrombose et l'embolie.

Lorsque l'immobilisation trop longtemps prolongée a exercé l'influence nocive signalée au § II de ce chapitre, c'est à la mobilisation et au massage répété et longtemps continué qu'il faut recourir, comme au traitement consécutif le plus actif et le plus efficace.

§ IV. — *Contre - indications au traitement des fractures par le massage.*

M. Georges Berne signale « une plaie au niveau de la fracture, la crainte d'une embolie chez un sujet récemment entré en convalescence après phlébite, des dilatations variqueuses excessives, des phlyctènes... » (Traitement massothérapique des fractures du péroné. *Revue de thérapeutique médicale et chirurgicale*, Paris, 15 janvier 1897, p. 37).

De son côté, M. Rafin écrit :

« Toute effraction de la peau constitue une contre-indication formelle au traitement primitif par le massage ». *(Lyon médical,* 1888 et *Journal des sc. méd.,* p. 400, 1888.)

Cette dernière affirmation est justifiée pour ceux qui ne connaissent, ni les lois de la méthode antiseptique, ni les ressources thérapeutiques qui permettent de les observer. Nous avons maintes fois eu personnellement occasion de protéger les excoriations et même les plaies pénétrantes contre les infections que redoute M. Rafin. C'est avec les précautions voulues que nous avons ensuite pratiqué le massage, sans tenir autrement compte des portes ouvertes à l'infection. Nos résultats ont été tout aussi satisfaisants que pour les malades dont la peau était tout à fait indemne. Jamais nous n'avons eu l'occasion d'observer d'accidents, ni locaux, ni généraux, imputables à une infection effectuée par le massage : il est vrai que nous nous sommes toujours servi de pommade antiseptique.

Il faut cependant reconnaître qu'il y a des contre-indications à retenir : la première se rapporte à une phlébite non encore complètement guérie et dont le thrombus serait exposé à une rupture, qui formerait embolus. — La seconde se rapporte à une infection sous-cutanée ou intradermique de quelque ordre que ce soit. On doit s'abstenir de frictionner un érysipèle, une angioleucite, un phlegmon ou tout processus morbide qui s'en rapproche.

Il faut noter, en outre deux autres contre-indications incontestables : celle des anévrismes et celle des fractures dites spontanées, qui se rapportent à des néoplasmes préexistants.

Les cas sont donc bien rares, des fractures qui ne peuvent bénéficier du massage et on ne sera pas étonné de trouver, dans le *Traité de thérapeutique chirurgicale* de Forgue et Reclus (deuxième édition, 1898), cette conclusion : « le massage n'est plus un procédé d'exception ; peu ou prou, il est applicable à la plupart des fractures, et tend à devenir une méthode générale...»

CHAPITRE IV.

Manœuvre ischémique par compression élastique

L'action bienfaisante du massage étant bien établie, les partisans de l'immobilisation « quand même » ont voulu pouvoir en bénéficier sans abandonner leur système.

Ils ont préconisé la compression élastique comme succédané du massage.

Sans nier complètement l'influence défavorable de l'immobilisation absolue sur les agents actifs du mouvement, M. Marc Sée considère « l'immobilité la plus grande » comme l'une des indications les plus essentielles du traitement des fractures.

Pour lui, « les raideurs articulaires que laissent les fractures, les adhérences tendineuses, les rigidités du tissu conjonctif interstitiel, sont dues principalement aux épanchements sanguins ou séreux qu'elles déterminent dans leur voisinage, épanchements qui, par leur seule présence, provoquent des inflammations suraigües avec infiltrations plastiques dans les mailles du tissu conjonctif péri-articulaire. Provoquer la résorption rapide de ces épanchements, c'est donc prévenir toute raideur, toute gêne dans les mouvements ; et, si l'on peut atteindre ce but tout en maintenant les fragments dans l'immobilité la plus grande, on aura satisfait aux deux indications les plus essentielles du traitement des fractures. »

« Or, c'est ce qu'on obtient d'une manière remarquable avec la bande de caoutchouc, ainsi que je l'ai montré en 1884, dans un mémoire sur l'entorse, lu à l'Académie de médecine. » (M. Sée, *De l'entorse et de son traitement, 1884*).

« Le mode d'action de la bande de caoutchouc ne demande aucune explication, disais-je dans ce mémoire à propos de l'entorse (loc. cit., p. 22) ; mais la chose s'applique également aux fractures. La pression douce, mais soutenue, qu'elle exerce sur les organes, a pour effet d'en exprimer en quelque sorte, tous les liquides, quels qu'ils soient, qui remplissent les interstices des tissus et de les refouler dans les parties non comprimées et saines, où leur absorption s'opère plus facilement. La bande de caoutchouc agit donc exactement comme le massage ; mais elle a sur lui cet avantage que son action est continue, ce qui permet de la rendre extrêmement faible, sans qu'elle cesse d'être efficace ; que cette continuité empêche les liquides de rétrograder, comme cela a lieu après chaque friction, et surtout qu'elle évite les réactions qui s'opèrent dans les intervalles des séances de massage, avec retour du gonflement et de la douleur.

« Mais ce qui donne à la compression élastique une immense supériorité sur le massage, c'est que son action s'exerce le membre étant maintenu dans une immobilité absolue, ce qui la rend applicable aux cas les plus graves comme aux plus légers, à ceux qui s'accompagnent de fractures ou d'arrachements osseux, aussi bien qu'à ceux que constitue une simple distension des ligaments.

« A ce point de vue, la compression élastique au moyen de la bande de caoutchouc offre une sécurité absolue, qui permet de la confier aux mains les plus inexpérimentées, avec cette simple recommandation, de ne pas faire souffrir le blessé.

« Il est à remarquer que l'immobilité prolongée, succédant à la compression élastique et maintenue jusqu'à la consolidation de la fracture, ne peut pas laisser après elle des raideurs articulaires aussi considérables que celle qu'on observe d'ordinaire après le traitement des fractures articulaires. C'est du moins ce que j'ai pu constater dans deux cas de fracture du péroné avec entorse que j'ai traités d'abord par la compression élastique.

« D'une manière générale, je suis disposé à croire que la compression élastique, en provoquant la résorption rapide du sang épanché, favorise et hâte la formation du cal qui ne commence véritablement que lorsque les surfaces fracturées sont débarrassées des liquides répandus autour des fragments. Quelques faits qu'il m'a été donné d'observer me semblent ne laisser que peu de doute à cet égard. Il ne sera pas sans intérêt de répéter ces observations. »

Les quelques cas de fracture que cite M. Sée sont instructifs à ce point de vue et démontrent les bons effets de ce mode de traitement, fort rationnel dans son principe.

OBSERVATION IV

1º *Fracture du péroné avec entorse* (1884). M. M.., âgé de 50 ans, se fracture le péroné du côté droit en descendant de voiture. Déplacement considérable du pied en dehors, et douleurs excessivement vives. L'accident étant arrivé loin de Paris et à la campagne, on appelle un masseur, qui pratique la réduction au moyen de frictions et applique un appareil. Le lendemain, les douleurs persistent, bien qu'un peu moins vives ; le gonflement est considérable ; ecchymose très étendue au pied et le long de la jambe. J'applique la bande de caoutchouc ; disparition rapide de tous les symptômes. Appareil inamovible le huitième jour. Consolidation très rapide de la fracture. Au bout d'un mois, le blessé marche sans aucune gêne dans les mouvements. Il est difficile de reconnaître le siège de la fracture.

OBSERVATION V

2º *Fracture de l'olécrâne gauche*. M. S... (de Lille), âgé de 70 ans. Écartement de deux travers de doigt entre les fragments. Épanchement sanguin considérable dans l'articulation, ecchymose le long de l'avant-bras tout entier. Pendant quelques jours, simple repos, l'avant-bras fléchi à angle droit.

Le quatrième jour, j'applique la bande de caoutchouc et je mets l'avant-bras dans une extension complète, que je maintiens pendant dix jours : au bout de ce temps, le sang épanché ayant complètement disparu, on ramène l'avant-bras dans la demi-flexion et l'on applique un appareil inamovible.

Cet appareil, enlevé après trois semaines, je suis étonné de constater la consolidation osseuse des fragments et une liberté complète des mouvements. M. S. se sert de son bras sans la moindre gêne.

OBSERVATION VI

3° *Fracture de l'olécrâne droit.* M. E.., âgé de 65 ans, cocher. Chûte sur le coude, le 17 Mars 1885. Entré à l'hôpital Rothschild le même jour. Fracture transversale de l'olécrâne, avec écartement des fragments mesurant un bon travers de doigt. Epanchement sanguin moyen dans la jointure : ecchymose s'étendant très loin au-dessus et surtout au-dessous de la fracture. On se contente d'appliquer des compresses imbibées d'eau alcoolisée.

Le quatrième jour, bande de caoutchouc, le membre étant dans l'extension complète. Disparition rapide du gonflement et de l'épanchement. Appareil.

Le 10 Avril, la consolidation est faite. Il n'y a plus trace d'écartement des fragments. E... commence à se servir de son membre sans éprouver de douleur.

(Société de chir. de Paris. T. XII, 1886, *p.* 609, 611*)*.

Ces observations très intéressantes de M. Marc Sée établissent l'action efficace de la compression élastique, pour la résorption et l'élimination des épanchements, mais elle n'infirment aucunement les preuves de l'innocuité et de l'influence favorable d'une mobilisation sagement pratiquée.

Les partisans des idées de M. Lucas-Championnière concernant le traitement des fractures ont eu recours à la compression élastique comme succédané ou seulement comme adjuvant du massage.

M. Larger partage les idées de M. Lucas-Championnière. Dans leur application il apporte une variante qui rappelle beaucoup le procédé de M. Marc Sée.

Voici d'ailleurs ce qu'il dit :

« La pratique du massage présente cependant quelques difficultés ; très douloureuse pour le malade, elle est surtout longue et fastidieuse pour le chirurgien.

« Depuis plusieurs années, je remplace avantageusement le massage par la méthode suivante :

« On applique l'appareil d'Esmarch jusqu'à la racine du membre. Laissant en place le lien supérieur, on déroule ensuite la bande de caoutchouc, de la racine du membre à l'extrémité, jusqu'au niveau du gonflement déterminé par le traumatisme.

« Les choses restent ainsi en place pendant 10, 15, 20 minutes au maximum, selon l'intensité du gonflement. De cette manière, le sang et la sérosité de l'épanchement sont chassés dans le tissu cellulaire du membre ischémié, où ils disparaissent à vue d'œil, pour ainsi dire.

« La bande de caoutchouc est alors entièrement retirée et remplacée par un bandage ouaté compressif. Ce n'est qu'après l'application de ce dernier qu'on défait le lien constricteur de la racine du membre.

« Le lendemain, le surlendemain ou trois jours après, le bandage ouaté est défait. Généralement alors il n'existe plus de traces du gonflement, et il suffit d'appliquer une chaussette lacée en tissu élastique ou en peau de chien, en cas de fracture du radius, pour que les mouvements s'accomplissent facilement et presque sans douleur. La guérison s'opère avec rapidité.

« Dans le cas où l'épanchement n'a pas entièrement disparu à la levée du bandage ouaté, on répète au besoin l'application de l'appareil d'Esmarch et l'on procède comme la première fois. »

Dans sa thèse de 1887, sur le traitement des fractures du péroné, M. A. C. Quint, de Lille, préconise une méthode de compression élastique analogue à celle que M. Larger nomme « massage ischémique. »

M. Larger est, en effet, revenu sur cette question de la compression élastique, au Dixième Congrès français de chirurgie (24 Octobre 1896). Il rapproche l'ischémie du massage et les réunit dans cette expression « massage ischémique. » Son but est d'accélérer la résorption de l'épanchement sanguin du tissu cellulaire. « Il y a vingt ans qu'il pratique cette méthode ; et il y a dix ans que sa description sommeille paisiblement dans les Bulletins de la Société de Chirurgie (Tome 12, p. 617, année 1886), où elle n'est décrite qu'incidemment et à propos de la première communication de M. Lucas-Championnière sur le massage. » (*Dixième Congrès français de chirurgie ;* 24 Octobre 1896, p. 726). M. R. Larger résume, en cette circonstance, sa technique, « pour la faire sortir de la profonde léthargie *(sic)*, où elle est restée plongée depuis 1886. »

« Le massage ischémique est bien moins douloureux que le massage des rebouteurs, » affirme M. le docteur Larger.

« C'est ce qu'ont affirmé des malades qui avaient subi antérieurement le massage ordinaire. Sans doute, l'application de la bande élastique est sensible au niveau de l'articulation, mais la douleur est très supportable et généralement les malades ne se plaignent que de celle que détermine la bande de Nicaise.

« Le massage ischémique se pratique en une seule et unique séance, tandis que le massage ordinaire renouvelle plusieurs fois la douleur du malade.

« Sans doute ce dernier mode de massage reprend des droits plus tard concurremment avec la faradisation, les douches, etc., lorsque ces parties ne sont plus sensibles et quand il s'agit d'assouplir les tissus et les muscles.

« Mais dans la période de début de l'entorse, c'est-à-dire dans celle de l'épanchement sanguin, le massage ischémique est plus rationnel et moins désagréable pour le patient et le chirurgien lui-même que ne le sont les procédés empiriques et brutaux des rebouteurs, procédés que les chirurgiens ont peut être trop servilement copiés, après les avoir trop longtemps dédaignés. »

Que les procédés « brutaux » des rebouteurs soient douloureux, on ne saurait le contester. Mais on aurait tort d'oublier qu'à côté de la méthode brutale du massage, il y a la méthode « douceur. » On verra, dans le chapitre suivant, qu'il existe une façon de pratiquer le massage dans laquelle, loin de provoquer la douleur, les frictions, méthodiquement appliquées, la font disparaître progressivement et amènent l'analgésie du membre fracturé.

D'autre part M. Georges Berne écrit à propos de la compression élastique :

« Il importe que ce moyen ne soit utilisé qu'avec ménagement et seulement pendant de courts instants, chaque jour. Cette action ischémique, si précieuse, de la bande élastique ne saurait être, en réalité, mise en œuvre que chez les sujets dont la fracture est indolore. »

En résumé, la compression élastique nous paraît devoir être admise dans le traitement des fractures comme agent de massage automatique efficace. Personnellement nous l'avons vu souvent employée avec succès, à la maison de Secours de Lille en particulier, contre ces œdèmes durs, chroniques et tenaces qui succèdent parfois à certaines fractures des membres.

MM. Forgue et Reclus après avoir préconisé le massage dans le traitement des fractures, selon la méthode de M. Lucas-Championnière, ajoutent :

« Enfin, lorsqu'un appareil n'est pas ou n'est plus nécessaire, nous avons recours à la bande élastique.

« Championnière la condamne, mais elle nous paraît avoir des avantages sérieux ; elle hâte la résorption des caillots diffusés dans les mailles conjonctives ; elle sert d'appui aux parois vasculaires si souvent parésiées après les traumatismes et s'oppose aux œdèmes qui trop souvent infiltrent les tissus à la suite des ruptures osseuses, surtout lorsqu'il s'agit de fractures à la jambe. Les fragments, d'ailleurs sont maintenus par son tissu, à la fois souple et résistant, qui assure le membre et lui permet des mouvements étendus. Mais il faut appliquer cette bande avec soin, la serrer à peine, pour éviter la douleur et les stases sanguines au dessous. On interposera entre elle et la peau une lame d'ouate pour absorber la sueur, liquide irritant qui provoque des éruptions désagréables. »

CHAPITRE V.

Technique du Massage dans le traitement des fractures

Par qui doit être pratiqué le massage ?

« Si vous voulez observer plus encore la devise *Fas est ab hoste doceri,* a dit sir James Paget en une originale leçon clinique, apprenez ce que vous pourrez de la pratique des frotteurs et des mouleurs, car ceux-ci connaissent des « trucs » adroits ; et, s'ils avaient seulement des cerveaux instruits pour guider leurs mains vigoureuses et souples, ils seraient d'excellents traiteurs de mauvaises jointures ». Depuis sir James Paget, cette question a progressé et la pratique du massage n'est plus une sorte d'arcane ignorée des chirurgiens.

Certains auteurs ont été plus loin. Ils se sont plu à décrire par le menu des formes multiples de manipulations, en leur attribuant des dénominations diverses. Cette multiplication des manœuvres indiquées, avec leur longue nomenclature, est de nature à rebuter le praticien qui voudrait pour la première fois essayer le massage.

D'autre part le vieux dicton « fabricando fit faber » s'applique au massage comme à bien d'autres choses : — c'est en massant, qu'on devient bon masseur.

On acquiert, par la pratique, les « trucs » adroits. dont parle sir James Paget ; il faut reconnaître qu'en se conformant à certaines règles générales, qui ressortent de la pratique des chirurgiens partisans du massage, tout médecin peut parfaitement masser. Et pourquoi ne le ferait-il pas ? M. le Docteur Auger, de Bolbec, l'écrit en parlant du massage : « il a là, sous la main, un moyen de rendre de grands services à ses clients ; il peut leur éviter facilement les inconvénients de s'adresser, soit à un masseur de profession, qui ne peut se trouver que dans les grands centres, soit, le plus souvent, à un rebouteur. Je crois, ajoute-t-il, qu'il vaut mieux guérir nous-mêmes nos malades, même en les massant, que de les laisser se faire soulager par tous les charlatans, que nous ne trouvons que trop autour de nous, à la campagne comme à la ville ».

A cette question : *par qui doit être pratiqué le massage ?* on peut donc répondre sans hésiter : par le médecin lui-même. C'est l'opinion de M. Georges Berne. « Il est inutile, écrit-il, de dire que le traitement massothérapique doit être exécuté par le médecin lui-même. »

« Seul, en effet, il peut apprécier l'opportunité de telle ou telle manœuvre, fondée sur des connaissances anatomiques réelles, sur le plus ou moins de réaction des tissus, l'étendue à donner aux mouvements passifs d'extension et de flexion, nécessaires au bon fonctionnement ultérieur du membre ». (Georges Berne, *Traitement massothérapique des fractures du péroné*. Revue de thérapeutique médico-chirurgicale, Paris, 15 janvier 1897, p. 36.)

Les médecins, du reste, l'ont compris. Ils sont nombreux, ceux qui appliquent le massage eux-mêmes, au moins dans certains cas. Cela explique la boutade de M. Larger, que l'on peut lire dans les comptes-rendus officiels du Congrès de chirurgie, de 1896 (p. 728.) « Il faut avouer qu'un revirement singulier s'est produit dans le traitement des entorses. Et nous avons assisté à un phénomène tellement étrange, qu'il faut renoncer, non seulement à le comprendre, mais encore à l'expliquer ! »

« Après avoir trop longtemps estropié leurs malades par

une immobilisation intempestive, alors que les rebouteurs, les souffleurs d'entorses et les magnétiseurs les guérissaient par le massage, les chirurgiens de la docte Faculté, sans même examiner à quelles données scientifiques le massage pouvait répondre, en sont, dis-je, arrivés à renoncer aux appareils inamovibles, pour copier les procédés des charlatans avec le plus aveugle servilisme ! Et c'est ici, ou jamais, le cas de dire, en parlant de ces derniers, qu'ils ne méritaient ni cet excès d'honneur, ni cette indignité ! »

Le Reichstag allemand a voté récemment un crédit de 3000 marcks (3750 francs) destinés à faciliter le perfectionnement des médecins militaires allemands dans la pratique du massage ! On nous concèdera que c'est un encouragement, au moins peu prévu, pour les partisans du massage par le médecin.

Quelle substance faut-il employer pour le massage ?

On a vu préconiser les substances les plus diverses. Cela n'a évidemment qu'une importance relative. Il importe seulement que la matière employée facilite le glissement de la main ; il est souvent nécessaire que cette substance soit aseptique et même antiseptique. En clientèle, on pourra, si on le veut, s'accorder le luxe d'une pommade ou d'une huile parfumée. A la maison de secours pour les blessés de l'Industrie de Lille, M. Guermonprez emploie la vaseline camphrée ou bien la pommade dont la composition suit :

> Baume du Pérou...... 10
> Essence de lavande ... 10
> Huile de phoque.....100
> Gras de bœuf........200

M. Lucas-Championnière a une grande prédilection pour l'huile, qui assouplit les tissus contus. Pour lui, l'huile stérilisée est la meilleure de toutes les matières. « Il serait facile du reste, écrit-il, si on voulait lui ajouter une action propre, d'employer une huile aromatique ou contenant une substance quelconque. A tous les points de vue, on ne saurait donc trop recommander son emploi ».

M. Georges Berne n'aime pas l'huile. Voici du reste ce qu'il en dit :

« Certains opérateurs emploient, durant ces manœuvres, suivant leurs préférences, soit de la vaseline boriquée, soit de l'huile d'olive, soit encore de l'axonge ou tout autre produit plus ou moins onctueux. — J'ai successivement expérimenté l'usage de chacun de ces produits. L'huile d'olive salit les vêtements du patient et les mains de l'opérateur. La vaseline boriquée est préférable, surtout chez les jeunes sujets ou les malades à peau délicate. J'emploie, ajoute M. Georges Berne, dans la plupart des cas, de la fécule de pomme de terre, qui a l'avantage d'être, à la fois, onctueuse et non salissante ». (*Traitement massothérapique des fractures du péroné.* Rev. thérap. méd. chir. 15 Janvier 1897 : 36, 37).

D'autres auteurs préfèrent la poudre de talc, soit pure, soit plus ou moins mélangée de poudre de riz ou d'amidon tamisé.

Quand les matières grasses sont contre-indiquées, M. Guermonprez se sert de la poudre suivante :

Oxyde de zinc 1
Poudre de talc ... 2
Amidon tamisé 4

mêlez exactement.

On nous permettra d'ajouter à cette nomenclature, le savon mou, que l'on emploiera avantageusement dans certaines circonstances, au moment du massage d'exploration.

Massage d'Exploration

Dans le Nord, surtout, où la poussière de charbon abonde, il est urgent, quand un blessé réclame les soins du chirurgien, de commencer le traitement par un nettoyage complet du membre fracturé. On pourra, grâce au savon mou, combiner le nettoyage avec le massage d'exploration. La friction, menée doucement, progressivement, avec patience, dissémine l'hématome, en repousse les éléments vers la base du membre, assouplit la peau et les tissus sous-jacents et permet de préciser plus facilement le siège, la direction et les autres détails des lésions. Chez l'adulte, il pourra être utile de terminer le nettoyage en rasant les poils, qui pourraient être cause d'infections secondaires, surtout dans le cas de fractures compliquées.

On doit donc pratiquer le massage dès le début du traitement. « On conçoit, en effet, dit M. G. Berne, que, dans les premiers moments qui suivent l'accident, le sang étant plus fluide, sa résorption sera d'autant facilitée, grâce aux pressions méthodiques qui seront exercées à ce moment. »

Quand le diagnostic sera suffisamment établi, dans l'intérêt du blessé, on aura soin de ne pas masser sur le trait de fracture. M. Lucas-Championnière insiste sur ce point et c'est aussi l'avis de M. Berne :

« C'est pour combattre, aussi rapidement que possible, l'infiltration des tissus périarticulaires par le sang épanché, qu'il importe d'exercer, aux environs de la fracture, et non sur le trait de fracture lui-même, le massage, aussi précocement que possible. » (Georges Berne, *Traitement massothérapique des fractures du péroné*. Revue de thérap. méd. chir., Paris 15 Janvier 1897, p. 36).

Les frictions d'exploration, bien conduites, permettent, en faisant connaître le foyer de fracture dans sa localisation et dans sa direction, d'éviter au malade les douleurs qui ne doivent pas exister dans un massage bien réussi.

Massage analgésique

La position à prendre pour effectuer le massage est celle qui fatigue le moins l'opéré et l'opérateur. Sinon, le blessé indocile se plaint et le chirurgien fatigué lui cause des douleurs inutiles. Le mouvement de la main se dirigera dans le sens de la circulation veineuse et toujours dans le même sens. On évitera les mouvements d'ailer et retour qui sont presque instinctifs.

Les manœuvres de début devront être excessivement légères : on devra se contenter d'effleurer les points douloureux. C'est l'opinion de M. Lucas-Championnière, qui dit à ce sujet : « Le massage doit être une œuvre de patience et *de douceur*. Or, ce n'est pas ainsi que le massage est compris dans la plupart des cas. Beaucoup de rebouteurs opèrent en provoquant une douleur extrême au début et un certain nombre de masseurs plus scientifiquement instruits ont adopté cette pratique brutale. Cela provoque l'étonnement et montre plus parfaitement le contraste des douleurs du début et le résultat obtenu par la suite des pressions. Mais elle n'a aucune utilité et elle a des inconvénients. Elle est, dans certains cas, adoptée pour faire mieux apprécier l'importance de l'action du masseur. Elle est identique à cette pratique sur laquelle j'interrogeais un jour un masseur du Hammam, garçon intelligent et ayant une excellente main. Comme je lui reprochais de masser trop douloureusement, alors qu'il savait très bien masser sans faire mal, il me répondit que, sur un autre, il continuerait à masser douloureusement, parce que, toutes les fois qu'il massait ainsi très habilement, il n'avait pas de pourboire, le client estimant qu'il n'était pas bien massé, s'il n'avait souffert. »

Si l'on a la patience de continuer l'effleurage assez long-temps, on aura la satisfaction de voir la douleur disparaître peu à peu et l'on arrivera à une véritable anesthésie de la région.

MM. Forgue et Reclus ajoutent à cette pratique l'action de la balnéation chaude : « Nous commençons la séance par une immersion du foyer traumatique dans de l'eau à la température de 50 à 55 degrés. Lorsque la région se prête mal à cette balnéation, nous la remplaçons par une application de compresses de tarlatane trempées dans de l'eau au même degré, et cela pendant un quart d'heure. Sous cette influence, la douleur, souvent très vive, s'apaise et disparaît, la circulation s'accélère, et l'absorption des exsudats est beaucoup plus rapide..... C'est après l'immersion que nous pratiquons le massage : effleurements, glissements centripètes légers pendant les premières minutes, et pressions plus appuyées lorsque l'analgésie de la région est obtenue... » (Forgue ,et Reclus, *Traité de thérap. chir.* p. 509).

Massage proprement dit

A mesure que la sensibilité disparaît, les pressions deviennent plus fortes, plus énergiques et plus efficaces. Cependant, Nostrom fait remarquer que « chez les vieillards, il est indispensable de procéder avec plus de douceur à cause de la friabilité des vaisseaux sanguins ; autrement on s'exposerait à provoquer de grandes ecchymoses ». On commence les pressions bien au dessous des parties atteintes, pour les continuer jusque bien au delà. On les exerce, suivant les circonstances, avec la face palmaire du pouce, des quatre doigts, de la paume de la main, de la main entière et des deux mains simultanément. Ces *pressions longitudinales* sont exercées perpendiculairement à l'axe du membre, et combinées avec le glissement de la main suivant la direction de cet axe, de l'extrémité vers la racine du membre. La main qui presse s'habituera à suivre les tendons et les muscles sur lesquels doit se porter une partie de l'effet des pressions.

Sans vouloir indiquer tous les mouvements divers décrits par les auteurs, on peut encore signaler les *pressions circulaires* obtenues avec la paume de la main, qui fait une pause ou une pression plus énergique en certains points, et à laquelle on imprime un mouvement de meule. Ce genre de massage convient « partout où il y a une tuméfaction particulièrement développée », une ecchymose, une partie plus saillante que celles qui l'avoisinent. Il agit particulièrement sur l'épanchement, qu'il écrase pour ainsi dire et chasse. M. Championnière conseille, avec beaucoup de raison, de ne jamais manquer de faire suivre ce mouvement de pressions longitudinales, qui compléteront son action en permettant de refouler, vers la racine du membre, tous les produits qui sont destinés à être emportés par la circulation, à subir le phénomène de résorption.

Durée et périodicité des séances de massage.

On s'inspirera évidemment des circonstances.

Le massage quotidien est, en général, recommandé. MM. Forgue et Reclus demandent deux séances de massage par jour, d'un quart d'heure chaque fois.

Les premières séances seront douces, lentes et attentives.

On prolongera ensuite les séances du massage, lorsque le sujet sera habitué à cette gymnastique et aux fatigues qui en résultent. On ne tombera pas dans l'erreur signalée par M. Berne (de Paris), en ces termes : « Certains praticiens, qui, du reste, n'exercent la massothérapie eux-mêmes qu'accidentellement, font pétrir et masser les membres de leurs malades *par des manœuvres*, pendant trois quarts d'heure et même plus ! C'est là une détestable et inutile pratique ». (Georges Berne, *Traitement massothérapique des fractures du péroné.* Rev. de thér. méd. chir., Paris, 15 Janvier 1897, p. 36).

Quand l'immobilisation exacte aura été indiquée pendant quelque temps, il sera nécessaire de continuer pendant longtemps le traitement massothérapique.

Mobilisation articulaire

Une fois la séance de massage terminée, on mobilisera avec précaution les articulations voisines de la fracture, en maintenant solidement le membre blessé. « Si la diérèse siège à l'extrémité inférieure du radius, par exemple, on fera exécuter aux trois jointures des doigts, à celle du poignet, du coude et même de l'épaule, des mouvements méthodiques et réguliers ; on agira doucement, progressivement, prudemment, évitant tous les heurts, toutes les secousses, tous les ressauts qui pourraient retentir sur le foyer de la fracture et rompre le jeune cal. Il n'est pas besoin d'insister sur les effets physiologiques de ces manœuvres : les articulations et les ligaments restent souples, les gaînes libres, les tendons lisses ; le tissu cellulaire se débarrasse des caillots qui l'encombrent, les muscles résorbent les exsudats grâce à la circulation qui se rétablit dans leur trame, et cette nutrition plus active ne peut que profiter au foyer traumatique lui-même, *où l'ostéogénèse sera plus abondante»* (Forgue et Reclus, *loc. cit.* p. 509).

Si le massage a été suffisamment prolongé au niveau des articulations, on sera étonné de voir que ces mouvements, répétés après chaque séance, ne sont pas ou sont peu douloureux. Mais dans toute chose il faut une juste mesure, et si l'on retire de réels avantages à faire où à ordonner d'exécuter une mobilisation modérée, il ne serait pas prudent, à coup sûr, de tomber dans l'excès.

CHAPITRE VI.

De l'Immobilisation

combinée avec le massage et la mobilisation

dans le traitement des fractures

Si l'immobilisation rigoureuse et prolongée a une influence nocive, que l'on doit à tout prix éviter, il faut reconnaître que l'immobilisation est souvent utile, si elle est combinée avec le traitement massothérapique. On peut à ce propos distinguer, avec MM. Forgue et Reclus, trois catégories de fractures.

1° — Fractures à fragments immobiles.

Ce sont « les diérèses osseuses où l'engrènement des fragments, et l'existence de ligaments solides, maintiennent en contact les deux bouts, immobiles et sans tendance au déplacement : les fractures les plus communes de l'extrémité inférieure du péroné et du radius, celles de l'extrémité externe de la clavicule, les fractures intra-deltoïdiennes de l'humérus, certaines fractures pénétrantes du col du fémur, répondent à cette catégorie. »

Dans ces fractures, où la nature s'est chargée d'immobiliser le foyer traumatique, le massage et la mobilisation, sans aucun appareil, ont obtenu de remarquables succès. Nous reproduisons, à titre d'exemple, une auto-observation de fracture du radius, par M. le docteur Delaporte, médecin en chef de la préfecture de la Seine ; une observation de notre ami M. le docteur Bonvarlet, de Lestrem (Pas-dé-Calais), sur une fracture du péroné ; et une observation de fracture du col chirurgical de l'humérus.

OBSERVATION VII

Fracture du radius droit avec entorse grave. — Déformation considérable. — Massage, guérison très rapide.

Le vendredi 22 juillet 1886, je fis une chûte de cheval vers 7 h. du matin. Le bras avait été replié sous le corps. La chûte avait été violente et je ressentis immédiatement une douleur très vive.

Trois heures après, le docteur Just Championnière vit mon bras. L'avant-bras était déjà fort tuméfié. La déformation du poignet était très marquée.

L'avant-bras était tellement douloureux que les moindres mouvements du membre, allongé sur un meuble, retentissaient péniblement.

Il y avait déjà un épanchement considérable ; et il était facile de voir que l'épanchement dans les gaînes des tendons de la région dorsale du poignet était très étendu.

Malgré la déformation très marquée, M. Championnière pensa que les efforts de réduction seraient plus nuisibles qu'utiles. Il estima aussi qu'en présence de la douleur si vive le massage rendrait grand service immédiatement.

Il fit sa première séance de massage d'environ 12 à 15 minutes de durée. Les premières pressions, quoique doucement faites, étaient douloureuses ; puis la douleur diminua rapidement. La séance terminée, je pouvais, sans trop de souffrance, déplacer la main en avant et en arrière. Le mouvement de supination restait très pénible ; placement d'une bande roulée sur le poignet et l'avant-bras.

Le samedi, nouvelle séance de massage, une demi-heure environ.

Cette fois, la diminution de la douleur fut telle, que je pus dormir tranquillement, ce que je n'avais pu faire la nuit précédente.

Le 24, je pus faire sans douleur un assez long voyage pour aller me faire masser à la campagne. Dès ce jour je pus signer.

Le 25, massage, possibilité de signer distinctement.

Le 26, massage. Dès ce jour je pus écrire mes ordonnances.

Le 27, massage.

28, massage, l'écriture était devenue très facile.

29, massage.

31, massage.

1er août, massage.

4, massage. La diminution de l'épanchement articulaire et du gonflement de la main est presque complète. Les mouvements ne sont plus douloureux que pour de véritables efforts.

Etant rhumatisant, je ressentais assez douloureusement les effets des changements brusques de température qui se produisirent à cette époque.

Tout en me faisant pratiquer le massage assez souvent, je m'électrisais tous les jours avec mon appareil à courants continus.

Le 9 août, soit 18 jours après l'accident, je repris mon service administratif, qui exige un travail d'écriture rapide pendant une heure et demie à deux heures de suite.

A ce moment j'avais recouvré complètement l'usage de la main pour tous les mouvements et je commençais à pouvoir déployer de la force.

Le 28 août, soit 37 jours après l'accident, je repris mon équitation quotidienne ; il n'y avait plus ni douleur ni insuffisance fonctionnelle.

En somme, avec une fracture grave du radius, j'avais à peine interrompu deux jours l'exercice professionnel. La douleur, en 48 heures, était presque disparue complètement.

Au bout de quatre jours, j'écrivais convenablement.

Au bout de deux semaines, sauf la force, j'avais recouvré toute la liberté de mes mouvements.

Mon seul appareil avait été une bande roulée.

Il est facile de constater sur moi, maintenant, que la déformation considérable des premiers jours a laissé peu de traces, ainsi qu'il arrive pour beaucoup de fractures du radius pour lesquelles on ne fait aucune réduction.

Docteur Delaporte,

Médecin en chef de la préfecture de la Seine.

OBSERVATION VIII (Bonvarlet)

Fracture malléolaire externe

J... Romain, manœuvre, 18 ans, en laissant tomber son fardeau se blesse au pied gauche, le 30 avril 1896.

A l'examen du blessé, on constate une fracture de la malléole externe du côté gauche. Le cou-de-pied est tuméfié sans caractère bien spécial. Tout d'abord, on ne perçoit ni crépitation nette, ni mobilité anormale; toute la région est hypéresthésiée, surtout sur les faces latérales. Après un premier massage, supporté sans trop de peine, on constate une fracture oblique en bas et en avant à 7-4 cm. de la pointe de la malléole péronière, avec mobilité de tout le pied, de droite à gauche et inversement, avec crépitation. Du côté interne, on trouve une tuméfaction simplement hématique et qui semble siéger dans la synoviale tendineuse. La séance de massage est terminée et complétée par l'adjonction d'un bandage roulé avec coussins en U et d'une gouttière en fil de fer.

En mai, le massage a été continué tous les jours, bien supporté par le blessé, qui ne souffre pour ainsi dire plus. On ne constate plus de mobilité anormale ni de crépitation. Le blessé se prête mal aux mouvements communiqués ; le tissu cellulaire est encore un peu dur. La gouttière est supprimée ; on applique de nouveau le bandage roulé avec coussins semi-lunaires.

11 mai. Les coussins sont supprimés. On renouvelle le massage et la simple bande de toile, tous les deux jours.

13 mai. Il y a une petite plaie par sphacèle de la peau en arrière de la malléole externe. La marche est de plus en plus facile. Les frictions sont complétées par des mouvements communiqués, habituellement limités au cou-de-pied, et pratiqués une fois au genou. Depuis le commencement de mai, le blessé circule sans canne et sert dans son estaminet.

18 mai. La guérison se confirme, l'œdème diminuant toujours ; les mouvements sont faciles et souples. Le blessé reprend son travail trois ou quatre jours plus tard.

OBSERVATION   IX   (Géry)

Fracture du col chirurgical de l'Humérus

A la fin de 1894, Madame veuve B...., de Tours-sur-Marne, âgée de soixante-dix-sept ans, se fait, en descendant du lit, une fracture du col chirurgical de l'humérus. Le sujet, il est vrai, est d'une constitution robuste et, malgré son grand âge, n'a jamais été malade : néanmoins l'énorme épanchement intra-musculaire survenu et qui donne au bras une teinte ecchymotique générale, surtout noirâtre à la face interne, nous fait songer à des désordres vasculaires considérables et redouter le sphacèle à un moment donné.

Nous enveloppons le membre dans de l'ouate après l'avoir recouvert d'huile camphrée et nous soutenons l'avant-bras avec une simple écharpe.

Le lendemain, premier massage avec une main, la malade assise sur son lit.

Les jours suivants, nous la faisons asseoir sur une chaise et après chaque massage nous imprimons au bras des mouvements passifs ; ceux-ci sont très bien supportés.

La malade, très courageuse, veut quitter son écharpe et diriger elle-même ses mouvements : nous nous gardons bien de l'en empêcher.

Quinze jours environ après un tel traitement il n'est plus possible de percevoir le craquement de la fracture, très facile à reproduire au début.

L'épanchement, qui faisait notre cauchemar, se résorbe tranquillement et passe au jaune de bon aloi.

Pas une journée de fièvre. Aucune perte d'appétit durant tout le traitement, après trente jours duquel la consolidation de la fracture est complète et la récupération d'une grande partie des mouvements évidente.

Docteur Géry, de Bousy (Marne).

(In Journ. de Méd. et de Chir prat. 1896, art. 16766, p. 283.)

2º — Fractures à fragments peu mobiles.

Dans une deuxième catégorie, MM. Forgue et Reclus rangent « les fractures où la mobilité est peu considérable et le déplacement presque nul : ainsi celles des côtes où les fragments sont maintenus par l'insertion des muscles intercostaux ; certaines fractures sus-malléolaires, les ruptures isolées du radius et du cubitus à l'avant-bras, du péroné à la jambe : ici l'un des deux os, respecté par le traumatisme, forme attelle et s'oppose au chevauchement. »

« Dans ces fractures, il pourra être nécessaire d'appliquer, après le massage immédiat, un appareil à séjour très abrégé. On reprendra le massage le plus vite possible et on pratiquera la mobilisation précoce des jointures voisines. Ce sera également la meilleure conduite à suivre, dans certaines fractures de la première catégorie : fractures du radius à grand déplacement, fractures du péroné où la mortaise astragalienne est élargie, où le ballottement de la jointure est très marqué » (Forgue et Reclus).

3° — Fractures à fragments très mobiles.

On peut ranger, dans un troisième groupe, « les fractures à fragments essentiellement mobiles, attirés et séparés par des muscles puissants : telles sont les fractures des deux os de la jambe et des deux os de l'avant-bras, les fractures du fémur et de l'humérus. » Nous pouvons y joindre les fractures de la rotule et celles de la clavicule.

Fractures de Rotule

Se basant sur ses nombreuses observations de fractures de rotule, M. Lucas-Championnière recommande vivement l'arthrotomie et la suture toutes les fois qu'elle peut être faite. Sinon, il recommande l'emploi du massage comme de beaucoup supérieur à l'immobilisation ou aux appareils de contention. Mais « cette méthode n'est pas curative, elle n'est que palliative.

« C'est qu'en effet la seule méthode curative est l'opération de Lister, la suture de la rotule à ciel ouvert. Seule elle permet la consolidation osseuse, seule elle assure la restauration *ad integrum* des fonctions du membre. Elle satisfait aux données anatomo-pathologiques, elle remplit toutes les indications cliniques. Elle donne la possibilité de voir clair dans l'articulation endommagée, de constater les désordres et d'y porter remède par une toilette complète ; ensuite de maintenir en contact les fragments par une suture solide, bien supportée. En un mot, tout est remis à neuf ; et le retour à une marche régulière et ferme, sans claudication, est la règle . . . .

« Au traitement par la suture doit-on associer le massage ? Pour M. Lucas-Championnière, le massage n'a plus aucune raison d'être, puisque tous les désordres articulaires ont disparu, grâce à l'intervention et que l'atrophie n'a pas eu le temps de se produire.

« Nous croyons, avec la majorité des auteurs, que le massage doux, péri-articulaire, une fois la consolidation assurée, et combiné à la mobilisation prudente de l'articulation, ne peut avoir que des avantages. »

(G. L'Homme, in *Bulletin médical,* Paris ; 4 sept. 1898).

En dehors des cas où l'arthrotomie et la suture sont possibles, on aura recours au massage.

« Ce sera la méthode de choix pour ceux qui ne peuvent être opérés, pour les vieillards, les cachectiques, les diathésiques ; chez ceux qui se refusent à l'opération sanglante ; chez ceux qui ne *doivent* pas être opérés à cause de leur situation et des responsabilités graves qu'endosserait le chirurgien déterminé à l'intervention. Nous faisons ainsi allusion à l'accident récent du prince de Galles ; l'héritier de l'immense royaume ne pouvait subir aucun risque, et, faute d'arthrotomie, il sera peut-être condamné à demeurer boiteux le reste de ses jours !

« Le massage sera encore indiqué dans les fractures abritées, où les fragments ont subi un écartement faible, moindre que 2 centimètres, où les ailerons sont peu déchirés, où l'hémarthrose est peu considérable : toutes circonstances qui permettent d'espérer un rétablissement suffisant sans encourir les chances et les périls d'une intervention grave.

« De toutes les méthodes employées jusqu'ici (sauf la suture), immobilisation, compression, ponction, révulsion, appareils, massage, — seul le massage nous paraît une méthode suffisante.

(M. G. L'Homme, *loc. cit.* p. 843).

Fractures de Clavicule

A priori le massage pouvait, semble-t-il, paraître absolument contre-indiqué dans les fractures de clavicule, et cependant, MM. Championnière et Dagron ont donné communication de résultats vraiment surprenants obtenus par cette méthode. Ils se contentent, comme appareil immobilisateur, d'une simple écharpe.

En 1897, M. Championnière présente à l'Académie quatre sujets atteints de fractures de clavicule et traités par la massothérapie.

Ces malades sont au dix-neuvième, dix-huitième et treizième jour de la fracture, c'est-à-dire à une époque à laquelle, avec les appareils ordinaires, les sujets seraient encore immobilisés.

Cependant, on peut constater que leur guérison est acquise, car tous peuvent faire sans difficulté et sans douleur, tous les mouvements du membre supérieur.

Ils portent le bras en tous sens derrière la tête ; la souplesse de l'épaule est parfaite.

Deux de ces sujets ont été hospitalisés, les deux autres ne l'ont pas été.

Deux des cas étaient des formes très graves, avec grand déplacement. L'un d'eux avait des douleurs si vives que l'on pouvait craindre des lésions nerveuses.

Deux coureurs étaient tombés en course vélocipédique, au maximum de leur vitesse.

Ce qu'il faut avant tout remarquer dans le traitement que M. Championnière a inauguré, c'est : la disparition rapide de la douleur ;

La formation rapide du cal, plus rapide que pendant l'immobilisation ;

La correction, d'une part, de la difformité, par l'effet des seules manœuvres du massage ;

La facilité du traitement, qui ne comporte aucun appareil compliqué à placer et à replacer ;

La souplesse parfaite de tous les mouvements et le jeu parfait de toutes les articulations.

Dans un bon nombre de cas, le sujet peut accomplir une grande partie de ses mouvements fonctionnels et plusieurs sujets ont pu continuer leurs occupations.

Pour la difformité secondaire, elle est réduite à son minimum ; elle n'est pas plus marquée que celle des sujets les mieux immobilisés.

En ce qui concerne la solidité on peut rappeler comme un exemple typique celui du plus connu des coureurs de vitesse à bicyclette qui, l'année dernière, se fit une fracture grave de la clavicule droite, ne fut pas hospitalisé, put reprendre son entraînement le vingt et unième jour après l'accident, et, quatre mois plus tard, remportait le grand prix de Paris. Il avait du reste, avant cette date, couru et remporté des prix de moindre importance.

(Cf. *Journal de médecine et chirurgie pratiques*, 1897, art. 17225, p. 362, « Vingt cas de fractures de clavicule traités par le massage » par le Docteur Dagron, même journal, 1896, p. 609), et Guillemard : « Du traitement des fractures de la clavicule par le massage », thèse, Paris, 1898.)

On aurait pu redouter, dans les fractures de clavicule, ces déformations énormes contre lesquelles on préconise la suture, et pourtant le Dr Dagron affirme : « Tous nos malades ont guéri dans le minimum de temps, sans complications, sans accidents, et comme ils sont tous reconnaissants de nos soins, nous les avons observés longtemps. Nous pouvons même ajouter que beaucoup d'entre eux, notés comme ayant présenté de grandes déformations, ne laisseront *rien à désirer au point de vue esthétique* ».

Fractures de la jambe et de la cuisse

Les fractures de la jambe et de la cuisse, qui sont les plus
mobiles, et qui présentent les déplacements les plus rebelles et
les plus étendus, n'échappent pas à l'influence bienfaisante du
massage et de la mobilisation. L'extension continue, qu'on leur
applique le plus souvent, laisse la jointure et le foyer traumatique
à découvert

« Rien n'est plus facile que d'exercer un massage régulier et
la mobilisation articulaire : mais souvent il n'en est même pas
besoin : les mouvements spontanés, qu'exerce alors le membre,
sont suffisants pour maintenir le libre jeu des jointures et la
bonne nutrition des muscles. Au lieu de sortir de leur lit, au bout
de deux ou trois mois, avec une jambe impotente, les fracturés
de cuisse sont maintenant guéris, en quatre ou cinq semaines. »
(Forgue et Reclus, *loc. cit.* p. 507). Les fractures de jambe sans
déplacement des fragments peuvent être traitées sans immobilisation absolue et même sans extension continue. L'observation
suivante de M. le Docteur Franc, de Sarlat, est bien faite pour
en convaincre :

OBSERVATION X

*Fracture du tibia au tiers inférieur, pas de déplacement —
Massage à partir du 3ᵉ jour. — Marche à partir du 15ᵉ jour,
la marche devient facile le 25ᵉ jour.*

Une jeune femme d'un embonpoint très prononcé fait une chûte dans
un escalier. Elle paraît être tombée, la jambe gauche placée sous elle.
La jambe eut un instant à supporter tout le poids du corps.

A l'examen, pratiqué vingt-quatre heures après l'accident, je constate
très nettement une fracture du tibia au niveau du tiers inférieur, à 8
ou 10 centimètres au-dessus de la pointe de la malléole interne. Il n'y
a pas de déplacement, mais la douleur localisée au niveau de la fracture
et surtout la crépitation nettement perçue ne me laissent aucun doute.

Je ne constate pas de fracture du péroné, mais seulement de la douleur sur les ligaments externes de l'articulation tibio-tarsienne. Je ne puis affirmer qu'elle n'existait pas, mais ne l'ai pas bien trouvée. Le gonflement est considérable au pied et à la jambe ; la douleur est vive.

Dans un cas de fracture aussi grave, j'hésitai d'abord à recourir au massage, et pendant trois jours je plaçai le membre dans une gouttière en le recouvrant de compresses froides. Le 3e jour, je fis une séance de massage de plus d'une heure de durée. Le soulagement fut immédiat. La malade, qui avait passé les nuits précédentes dans une insomnie complète, la douleur étant très vive, fit cette fois une nuit excellente.

Huit séances de massage d'une heure et demie furent faites, les cinq premières tous les jours, les trois autres à deux jours d'intervalle.

Le 10mo jour, la malade demande à se lever et à marcher, mais par prudence je la fais maintenir sur une chaise longue jusqu'au 15mo jour. Elle se lève ce jour-là. Elle peut marcher, avec fort peu de douleur.

Les jours suivants il survient un peu de gonflement, qui résulte sans doute de la fatigue de cette marche, un peu rapidement faite. Il y a aussi quelques douleurs à la pression au niveau de la fracture.

Malgré cela, la guérison se fait bien, et vingt-cinq jours après l'accident, la malade peut entreprendre un voyage long et pénible, sans inconvénient.

A propos des fractures de jambe, rappelons le traitement ambulatoire. Il est basé sur ce fait, que la mobilisation non seulement n'entrave pas, mais facilite la réparation osseuse. Cette méthode a donné des résultats remarquables dans le traitement des pseudarthroses. Notre ami le Docteur Bourlet, de Mouveaux, dans sa thèse de Paris (Juillet 1898), a préconisé la marche avec de larges attelles modelées exactement sur le membre et permettant le libre jeu des articulations.

Les blessés qui marchent ainsi, avec un squelette artificiel externe « à la façon des arthropodes », retirent de grands avantages de ce mode de traitement ; les observations rapportées par M. Paul Bourlet en font foi. Pour les fractures récentes, la déambulation a été préconisée par M. Reclus. Il attribue à cette méthode les mêmes avantages que ceux de la massothérapie. Il fait remarquer de plus que ce traitement, imaginé par Hessing (Congrès de Cassel, 1878) et employé en Allemagne depuis cette époque, réalise un progrès, en ce que certains malades, pour lesquels le séjour au lit constitue un réel préjudice, peuvent, dès les premiers jours après l'accident, vaquer à leurs occupations.

Dans plusieurs articles publiés par l'Echo médical du Nord (Janvier et Juin 1898), M. le Prof. Folet, de Lille, rapporte des observations très encourageantes à ce point de vue. Sans vouloir nous étendre sur ce sujet, nous osons exprimer l'espérance de voir les perfectionnements apportés à cette méthode la rendre vraiment facile et pratique.

Fractures du Bras et de l'Avant-Bras

« Les fractures du bras et de l'avant-bras s'accompagnent aussi de déplacements dangereux ; ici, l'appareil plâtré inamovible nous paraît de rigueur pour maintenir les fragments ; mais on peut, ici encore, « tricher » avec l'immobilisation nécessaire. Voici notre pratique, pour les ruptures des deux os de l'avant-bras, par exemple : après un massage immédiat, nous mettons la gouttière plâtrée, qui remonte au-dessus du coude fléchi et descend jusqu'à la main ; le membre est ainsi solidement fixé, et, pendant la première semaine, nous ne pouvons masser et mobiliser que les doigts et l'épaule ; au huitième jour, nous coupons la gouttière au niveau du poignet et du coude, ce qui nous permet de les mobiliser et de les masser sans danger pour le foyer de la fracture, bien maintenu par le segment intact de la gouttière. Nous n'enlevons celui-ci qu'au vingtième jour, lorsque la consolidation est déjà suffisante. Quelques séances encore, et le membre a repris sa souplesse et sa vigueur. » (Forgue et Reclus, Traité de thérapeutique chirurgicale, p. 507).

On aurait donc tort de préconiser le massage et la mobilisation comme méthode exclusive de traitement des fractures. Dans le plus grand nombre des cas, l'immobilisation rendra de réels services, pourvu qu'elle ne soit ni trop rigoureuse, ni surtout trop prolongée. Combinée avec la massothérapie, elle donnera le mode de traitement le plus favorable dans la plupart des fractures dont les fragments, trop mobiles, doivent être maintenus en présence jusqu'à la formation d'un cal provisoire suffisant. C'est la conduite tenue par M. Lucas-Championnière, dans le cas dont il donne l'observation qui suit :

OBSERVATION XI

Le nommé V... (Isidore), *âgé de 61 ans*, entre à l'hôpital le 4 mai 1885, *pour une fracture de l'extrémité supérieure de l'humérus au dessus de l'extrémité inférieure de l'insertion deltoïdienne*. Cette fracture se réduit bien ; il est placé dans un appareil plâtré ; il a une fracture du radius du même côté. Il est maintenu trois semaines dans l'appareil ; au moment où on l'en sort, les mouvements de l'articulation scapulo-humérale sont douloureux et laborieux. On lui fait une série de séances de massage ; et ce vieillard sort, quarante-deux jours après l'accident, ayant recouvré l'intégrité des mouvements de l'épaule.

Résultats

M. le Prof. Delassus compare les résultats obtenus par la méthode classique avec les résultats de la nouvelle méthode (Journal des Sciences médicales de Lille, 1886) : « M. Trélat est partisan d'une immobilité parfaite, dans une position parfaite, mais en ne prolongeant l'appareil que juste le temps nécessaire. Quel est ce temps nécessaire ? M. Trélat répond par des chiffres : pour la fracture du radius, il faut trois semaines d'appareil. En outre, 8 jours au moins, pour que la main ait récupéré ses mouvements. Voilà les résultats classiques heureux.

Or la nouvelle méthode en donne de bien plus remarquables : nous ne mentionnons ici que la durée du traitement :

1º Obs. — 47 ans — Guérison complète en 20 jours.

2ᵐᵉ Obs.— 67 ans — 12 jours, sans aucune raideur.

3ᵐᵉ Obs.— 56 ans — 22 jours.

Pour les fractures du péroné, M. Trélat laisse l'appareil un mois. Or les faits très nombreux de M. le Docteur Championnière montrent que tous ses blessés, de tous âges, ont pu quitter l'hôpital après un séjour variant de 11 à 20 jours. Un seul cas porte 30 jours.

Dans notre observation I, le blessé marchait le 10ᵉ jour.

Plusieurs des collègues du Docteur Lucas-Championnière à la Société de Chirurgie sont venus confirmer et appuyer de leur expérience ses assertions et témoigner des bons résultats que leur avait donnés la nouvelle méthode. »

En 1896, M. le Docteur Février publie, dans la *Revue médicale de l'Est*, les résultats qu'il a obtenus dans 29 cas de fractures diverses. On peut les résumer rapidement :

Quatre fractures de la clavicule : Deux sans déplacement considérable ont été guéries après 15 et 20 jours de traitement ; deux, avec déplacement plus considérable, ont demandé, l'une 20 jours, l'autre 30 jours.

Une fracture du corps de l'humérus, avec mobilité anormale prononcée, était guérie complètement le 30ᵉ jour.

Trois fractures du coude (extrémité inférieure de l'humérus) traitées d'abord par l'immobilisation dans l'extension, ont été mobilisées et massées d'une façon précoce — Résultat fonctionnel parfait.

Quatre fractures de l'extrémité inférieure du radius. Au bout de 15 à 20 jours, les mouvements se faisaient librement et le cal était solide, avec conservation absolue des mouvements. — En regard de ces faits, M. Février cite l'observation d'un malade, soumis au traitement classique, qui perd tous les mouvements et n'a plus qu'une « main de justice ».

Une fracture de la partie moyenne du cubitus, guérie en 21 jours.

Trois fractures de jambe : une fracture transversale au 1/3 inférieur, sans grand déplacement, guérison en 22 jours par le massage immédiat ; une fracture au 1/3 moyen, avec épanchement sanguin énorme, massage immédiat ; le blessé marche le 32° jour ; une fracture en V par torsion avec pointe menaçant la peau ; massage mixte ; 11 jours d'appareil ; guérison en 30 jours.

Trois fractures isolées du péroné avec entorse tibio-tarsienne très prononcée. La durée moyenne du traitement a été de 22 jours environ.

Huit fractures bimalléolaires, avec hémarthrose considérable de l'articulation tibio-tarsienne. Les blessés pouvaient marcher convenablement et sortir du 21° au 25° jour après l'accident.

Deux fractures des métatarsiens, sans déplacement. L'un des blessés put commencer à marcher le 13° jour ; le second, le 15° jour.

Des diverses considérations et des observations qui précèdent, on peut, nous semble-t-il, conclure légitimement que le massage et la mobilisation précoce, appliqués au traitement des fractures, facilitent la réparation osseuse et préviennent les dystrophies des agents actifs du mouvement.

Ce mode de traitement n'exclut pas, du reste, une immobilisation prudente et le moins prolongée possible, qui sera nécessaire dans certaines fractures à fragments trop mobiles.

CHAPITRE VII.

La Massothérapie dans les fractures compliquées de plaies

Les nombreux détails, que nous donnons à propos de l'observation suivante, nous dispensent d'entrer dans de longues considérations sur le traitement massothérapique des fractures compliquées. Le résultat obtenu par la combinaison d'une certaine immobilité avec le massage et la mobilisation précoce, montre bien que, dans les fractures de cette sorte, le traitement moderne est parfaitement applicable. Il est inutile de faire observer une fois de plus, que le massage devra être, dans ces cas, rigoureusement antiseptique et qu'il faudra se contenter, dans les frictions, de contourner autant que possible les plaies non cicatrisées.

OBSERVATION XII (personnelle).

Le 26 janvier 1898, le jeune cocher Jean-Baptiste H.., âgé de 19 ans seulement, est victime d'un grave accident de voiture, sur la grand'route, à Thumesnil. Il conduisait un chariot chargé de trois mille kilogrammes et observait une allure lente, lorsqu'il fut surpris dans un embarras de voitures. En cherchant à se dégager, il vint à glisser et à tomber : une des roues d'arrière de son chariot passa sur sa jambe gauche.

Le blessé est transporté dans un abri voisin ; on le couche dans un lit de garçon d'écurie. C'est dans ces conditions défectueuses, que les premiers soins sont donnés, une heure après l'accident, par M. le Dr Meurisse, de Thumesnil. Un nettoyage est improvisé pour enlever la plus grande partie de la boue noire, qui est ordinaire sur les routes dans cette saison. Pendant ce nettoyage, la sensation de « *sac de noix* » est perçue à plusieurs reprises ; elle fait penser que la fracture est faite de fragments nombreux et devient un argument pour formuler un pronostic grave, jusqu'à faire poser la question d'amputation. Il y a un autre motif : c'est une hémorrhagie de l'artère tibiale antérieure, dont il est facile de reconnaître les jets saccadés et la couleur d'un rouge vif. — Cependant, il est fait de la compression sur la plaie hémorrhagipare et au dessus de celle-ci; puis la jambe est placée dans un bandage pourvu de trois planchettes courtes, une postérieure et deux latérales. Dans ces conditions, le blessé est transporté à son domicile, à Ronchin.

Le lendemain 27 janvier, les ouates et bandes sont bien souillées de sang ; mais l'hémorrhagie ne paraît pas prendre de caractère inquiétant ; c'est pourquoi il n'est rien modifié au bandage.

Le 28 janvier (3ᵐᵉ jour), avec deux de nos collègues d'internat, nous accompagnons M. Guermonprez au domicile du blessé, auprès duquel se trouve M. le Dr Meurisse. Le bandage provisoire est enlevé.

Le membre est encore déformé ; mais il n'a plus de tendance à reprendre sa déformation primitive, laquelle faisait un angle droit ouvert en dehors vers le milieu de la jambe. Ce qui subsiste est une incurvation ouverte en arrière pour toute la jambe et c'est une impuissance totale du membre, qui conduit le pied à l'équinisme, d'autant que la mobilité anormale se reconnaît en plusieurs endroits ; et qu'on perçoit, en même temps, l'incessante sensation de crépitation facile et multiple, à la façon d'un sac de noix.

Dès que toutes les dispositions sont prises pour le personnel, pour le matériel et pour l'éclairage, on installe le blessé dans le décubitus dorsal sur le bord d'une table. Le membre blessé est tenu au delà du bout de la table, en plaçant la cuisse verticalement et la jambe horizontalement. Un aide maintient le genou fléchi à peu près à angle droit et s'oppose à l'allongement de la cuisse sur la jambe ; tandis qu'un autre aide tient le talon d'une main, l'avant-pied de l'autre main, pour faire une extension, qui n'est jamais pratiquée avec effort, et aussi pour prévenir la chûte du pied en équinisme.

Dans ces conditions, on commence par supprimer les pièces du pansement primitif ; on les trouve tachées, non de sang pur, mais d'un liquide sanguinolent.

Immédiatement, il est fait une onction de tout le membre au moyen du savon mou ; puis on brosse toute la surface au moyen de la brosse aux ongles et d'une suffisante quantité d'eau chaude additionnée de liqueur de Van Swieten ; enfin, on rince toute cette surface à la liqueur de Van Swieten pure.

C'est alors seulement, qu'on peut se rendre compte de la portée du traumatisme. Les excoriations et ecchymoses sont devenues visibles ; elles répondent, bien manifestement, au passage à peu près transversal d'une large roue de chariot, un peu au dessous du milieu de cette jambe gauche (la largeur du bandage de roue paraît mesurer 12 à 15 centimètres). — En outre des excoriations et des ecchymoses directement produites par la roue, on voit, sur la malléole interne, une ecchymose d'un violet noirâtre, avec une portion centrale, dont l'aspect terne et le pourtour de couleur feuille-morte font présager le sphacèle. — On ne découvre que deux plaies véritables à la surface de cette jambe complètement nettoyée : toutes deux sont situées vers le milieu de la face antéro-interne du tibia ; chacune mesure à peine un centimètre. Leurs lèvres très nettes et la présence de quelques pelotons graisseux, qui font issue, semblent indiquer le mécanisme de production de ces plaies, ponctionnées de dedans en dehors par les portions aiguës de quelques-uns des fragments du tibia fracturé.

On tente à peine un peu de friction douce sur tout le pourtour du pied, dont la totalité est tuméfiée avec un aspect œdémateux souple et sans aucune crépitation. — Au cours de cette friction, on croit discerner une fracture de la malléole péronière et des altérations squelettiques multiples au pourtour de celle-ci ; mais il n'y est pas fait de manœuvre de réduction complète, de peur de provoquer de nouvelles douleurs.

Un pansement antiseptique est appliqué sur chacune des plaies et sur les excoriations : il se compose de quelques couches de gazé au sublimé, puis d'une feuille de gutta-percha laminée et enfin d'une mince couche de coton hydrophile. Le tout est maintenu par une bande en tarlatane apprêtée, enroulée sans aucune compression autour du pied, du cou-de-pied et de la jambe, avec la précaution d'éviter la transformation de quelque pièce de pansement en tampon compresseur sur l'un quelconque des fragments des os fracturés.

Une attelle externe est ensuite placée sur le bord externe de la jambe ; elle est revêtue d'une couche uniforme d'ouate non lavée (celle-ci est plus souple, plus élastique, que l'ouate hydrophile). Les espaces lacuneux sont remplis par des couches de feutre. — Il est pris les mêmes mesures sur le bord interne de la jambe. — Une bande de toile est roulée autour de la jambe, dès que la première attelle est placée. Cet enroulement est continué ensuite par dessus les deux attelles, simultanément.

Enfin, le membre est installé dans une gouttière en fil de fer, avec la précaution de placer un coussin d'ouate sous le tendon d'Achille. Une pièce rigide est ajoutée à la façon d'une semelle sous le pied, de façon à repousser l'avant-pied, alors que le cou-de-pied et le talon sont exactement fixés dans la gouttière. Cet artifice évite le déplacement du pied en équinisme pendant l'intervalle de deux pansements ou bandages consécutifs. Puis il est administrée une dose d'huile de ricin.

Le 29 janvier (4me jour), le blessé n'a pas de température anormale ; il se sent soutenu et ne signale ni gêne, ni douleur. Il en est de même les jours suivants.

Le 4 février (10me jour), le blessé constate avec joie qu'il a recouvré la possibilité de mouvoir ses orteils.

Le 7 février (13me jour), tout le pansement et le bandage sont renouvelés. — Les dispositions sont prises exactement de la même façon que pour le premier pansement méthodique, afin que tous les soins se succèdent rapidement et sans tâtonnements.— Le membre est trouvé beaucoup moins tuméfié. La petite plaie supérieure laisse encore écouler du sang de couleur rouge vif ; mais il n'y a plus de jet saccadé. — Tandis que l'extension et la contre-extension sont pratiquées sans secousses et presque sans efforts, il est fait sur toute la jambe une onction à l'aide d'une pommade aromatique (baume du Pérou, 1 ; essence de lavande, 2 ; huile de phoque, 10 ; gras de bœuf, 20) ; puis de simples écussons de sparadrap diachylon sont placés sur les plaies ; puis une couche mince et uniforme de coton hydrophile enveloppe le membre. — Ensuite les anciennes pièces du bandage sont replacées. Pendant l'enroulement des bandes, il est imprimé quelques mouvements à toutes les articulations. Une couche de feutre est ajoutée en arrière de la jambe, en vue de corr'ger l'incurvation, en une courbure ouverte sur la face antérieure. Un coussin de feutre en forme d'U est placé, pour la première fois, au-dessous et autour de la malléole interne, sans exercer de pression directe sur l'escharre de couleur feuille-morte, de 4 centimètres carrés, un peu au-dessus du sommet de cette malléole interne. Tous ces soins sont moins pénibles et moins prolongés que ceux du 28 janvier.

Pendant les jours suivants, le blessé témoigne de ses sensations de soulagement ; il exprime sa bonne impression. C'est pourquoi il accepte une proposition de transport en voiture.

Le 15 février (21mo jour), le blessé, couché dans un brancard, est amené au laboratoire de la Faculté Catholique des Sciences, rue de Toul, à Lille. Par la radioscopie, on ne distingue les foyers de fracture que dans une mesure douteuse. La radiographie, pratiquée ensuite, et en deux poses, donne des indications plus nettes, d'après le cliché de face, encore mieux que d'après le cliché de profil. On voit, en effet que la réduction est bien acquise dans les régions malléolaires et sus-malléolaires, tandis que, vers le milieu du tibia, il y a un refoulement de toute la moitié inférieure de la diaphyse ; ce refoulement déplace ce fragment en arrière et aussi en dehors sous l'action des pièces du bandage, précisément parce qu'il n'y a plus d'organe rigide, qui le soutienne d'aucun côté, pas même par action médiate. M. Guermon-prez pratique lui même une friction de tout le membre ; il contrôle ainsi. par le toucher, l'existence des signes donnés par la vue des plaques radiographiques ; il constate, en même temps, que le déplace-ment du fragment, dont il s'agit, est maintenu par l'interposition d'une sorte de tissu dur, empâté, presque scléreux, non seulement entre les deux fragments, mais encore et surtout dans tout le pourtour du foyer de fracture du milieu du tibia. — Dès lors, le chirurgien conduit sa friction avec une vigueur plus grande ; il en fait une sorte de pétrissa-ge, qui refoule les portions liquides de ce foyer depuis la périphérie jusque vers la racine du membre. Il obtient ainsi un assouplissement des tissus antérieurement indurés, en même temps qu'apparaît un nouvel écoulement de sang pur, tant par la petite plaie du milieu de la jambe (celle qui a toujours été hémorrhagipare), que par la plaie, d'ailleurs régulière, qui résulte de l'élimination de l'escharre (élimina-tion effectuée le jour même), des téguments situés un peu au dessus de la malléole interne. La manœuvre du massage, ainsi pratiquée, n'aboutit pas encore à réaliser la réduction. Tandis que nous continuons à contenir, l'un le pied, l'autre le genou, à angle droit d'un côté comme de l'autre, le chirurgien nous fait donner une secousse brusque et forte selon l'axe du membre, tandis que lui-même s'efforce d'assurer la coaptation dans le foyer même de la fracture. Nous pratiquons cette manœuvre avec ensemble, vigueur et netteté ; et nous percevons aussitôt, tous à la fois (et le blessé en même temps que nous), une sensation de claquement, qui correspond à la réduction, dont le chirurgien s'est rendu compte sur place.— Tout aussitôt le pansement est appliqué : puis la contention est menée sans aucune perte de temps. Une série de morceaux de feutre est disposée dans l'espace interosseux antérieur ; une autre série est disposée dans l'espace interosseux postérieur (dont les muscles sont dans un état de flaccidité, qui ne ressemble en rien à l'état normal) ; ces pièces du bandage agissent à la façon des compresses interosseuses, qu'il était classique d'employer jadis dans le traitement des fractures diaphysaires de l'avant-bras. Le reste du bandage est installé comme précédemment. — Le blessé est ensuite installé sur son brancard, replacé en voiture et reconduit à Ronchin. La douleur déterminée par l'acte de la réduction est absolument disparue. La sensation pénible qui préexistait à toute manœuvre, et sur laquelle le jeune homme ne s'explique pas bien, cette sensation pénible a elle même disparu. A toutes les questions, le blessé répond uniformément qu'il se rend compte que la réduction est obtenue.

Le 21 février (27ᵐᵒ jour), le bandage est à peine un peu souillé. Il est enlevé sans hésitation, comme si l'impuissance du membre était devenue beaucoup moindre. — L'une des plaies primitives est guérie ; l'autre est en voie de cicatrisation. Les plaies produites par élimination d'escharres dans la région de la malléole interne ne présentent guère de modifications. Deux exulcérations apparaissent sur la face externe du membre, au niveau du passage du bord de la roue. La friction est beaucoup mieux supportée que précédemment ; elle est pratiquée par le chirurgien lui-même, d'abord superficiellement, puis de plus en plus profondément, jusqu'à sentir les détails du périoste. Ainsi successivement est reconnue la réduction de toutes les fractures. La friction refoule un œdème mou et souple, qui occupe tout le pied et tout le cou-de-pied. L'œdème est plus dur le long de la jambe et spécialement au niveau de la fracture la plus élevée du tibia. Il n'y a plus trace de mobilité

anormale ; c'est pourquoi les fragments de feutre, étroits et disposés
en étages, ne sont plus replacés dans la portion antérieure de l'espace
interosseux. Il subsiste cependant une défectuosité : c'est une tendance
à l'incurvation de l'ensemble de la jambe, de façon à constituer une
courbe ouverte en avant. — C'est pourquoi le bandage est modifié.
Le pansement consiste en un écusson de sparadrap diachylon sur
chacune des plaies, puis une nappe uniforme et peu épaisse de coton
absorbant, recouverte d'une bande de tarlatane apprêtée et humectée.
Le bandage est ensuite appliqué : aux deux attelles latérales antérieurement employées, il est ajouté une attelle postérieure, rectiligne,
courte, avec un renforcement de feutres relativement épais. La bande
est roulée de telle façon, que la portion moyenne de la jambe est
quelque peu refoulée d'arrière en avant, sans brusquerie et sans cons-
triction douloureuse. Enfin le membre est placé dans une gouttière
courte, de façon à permettre la flexion du genou.

Le 28 février (34ᵐᵉ jour), le blessé ne témoigne plus aucune appréhension ; il se sent en bonne voie de guérison. Aucune portion du
bandage n'est plus souillée, ni par le sang, ni par le pus. — La consolidation paraît être obtenue pour toutes les fractures de ce membre.
En raison de plusieurs plaques d'érythème déterminé par le pus, la
friction est faite en se servant d'une pommade à l'oxyde de zinc. —
Pendant la friction, on discerne plusieurs particularités: l'œdème n'est
plus très dur ; il est limité aux deux tiers inférieurs de la jambe ; il y a
un cal volumineux vers le quart supérieur du péroné ; le cal du milieu
du tibia ne fait saillie que du côté de l'espace interosseux ; ce sont
bien les fractures malléolaires, qui donnent une largeur anormale à la
région du cou-de-pied. — L'attitude du pied ne présente presque plus
de tendance à l'équinisme ; elle conserve aisément l'aspect normal. —
L'incurvation de la jambe à concavité en avant est beaucoup moins
accentuée. — Dès que la friction est achevée, le chirurgien imprime
au pied un petit nombre de mouvements de flexion et d'extension, en
combinant cette manœuvre avec une forte presssion latérale des deux
malléoles ; celle-ci réduit l'exagération du diamètre bi-malléolaire. —
Pendant toutes ces manipulations, on reconnaît qu'il n'y a plus de
véritable impuissance du membre ; toutefois, lorsque les écussons de
sparadrap diachylon sont appliqués sur toutes les plaies, toutes les
pièces du bandage sont replacées par mesure de précaution, avec une
pièce de feutre taillée en U autour de chaque malléole, et des

feutres stratifiés dans les espaces interosseux, spécialement en arrière
de la jambe. Trois attelles, une postérieure et deux latérales, puis une
gouttière en fil de fer, contiennent le tout comme par le passé.

Le 4 mars, (38me jour), le blessé réussit à tenir son membre sans
aucun soutien et presque sans trembler. — Après une friction régulière, l'articulation du genou et celle du cou-de-pied sont mobilisées
jusqu'à l'achèvement de la flexion et de l'extension ; mais ces manœuvres sont douloureuses : la douleur ne persiste cependant que peu de
temps.

Le 10 mars (44me jour), après la friction et la mobilisation articulaire, laquelle est moins douloureuse, il est pratiqué un nettoyage
savonneux tiède, de toute la surface du membre, qui détermine une
sensation de mieux-être ; puis le bandage est réappliqué, avec une seule
attelle externe. La gouttière est supprimée, et le blessé, soutenu par
deux personnes, apprend à refaire ses premiers pas.

Dès le 11 mars, il cesse de garder le lit pendant toute la journée ;
il s'appuie aux meubles pour circuler dans sa chambre.

Le 12 mars, il se promène dans la rue.

Le 14 mars (48me jour), il y a de la tuméfaction et de l'induration
de l'articulation du genou, ainsi que de celle du cou-de-pied. Cependant le genou accomplit spontanément un angle, qui dépasse un peu
l'angle droit. L'articulation du cou-de-pied fonctionne moins ample-
ment. Pendant la friction, on discerne que l'empâtement péri-articulaire est plus volumineux et plus induré. C'est pourquoi la mobilisation
est pratiquée en deux secousses, l'une dans la flexion, l'autre dans
l'extension du cou-de-pied, tandis qu'un aide exerce une pression
vigoureuse sur les deux côtés du cou-de-pied simultanément. Pendant
la flexion, il se produit un craquement et une douleur, qui n'a ni
l'importance, ni la durée de celle du genou le 4 mars ; tout aussitôt
l'étendue des mouvements est très améliorée. L'atrophie de tous les
muscles du membre est rendue évidente, non seulement par l'efface-
ment des formes musculo-aponévrotiques, mais encore par la diminution de la tonicité musculaire et de la consistance des corps charnus
des muscles. L'œdème masque encore la diminution du volume, spécialement dans les portions les plus périphériques du membre. On
apprécie mieux le contraste par amaigrissement, lorsqu'on explore
comparativement les deux côtés à la racine du membre : c'est évident

pour la face antérieure de la cuisse et pour toute la fesse ; mais c'est douteux pour le flanc. Lorsque la friction est terminée, depuis le pied jusqu'à la ceinture, un bandage est appliqué. C'est une simple bande roulée en étrier avec un fragment de feutre .découpé en U pour chaque malléole et avec une compression suffisante : il en résulte pour le blessé une sensation de souplesse et de fermeté qui le soulage. Le jeune homme marche ensuite assez aisément, en se soutenant de deux cannes ; mais il ne demeure immobile que très difficilement, ainsi qu'en témoignent les photographies. L'état général est meilleur.

Le 21 mars (55° jour), pour la première fois, il marche en se servant d'une seule canne. La consolidation des os est donc bien acquise. Les articulations, spécialement celle du genou et celle du cou-de-pied, ont recouvré presque toute l'étendue, et surtout la souplesse de leurs mouvements, sans provoquer désormais la moindre douleur. Plus attardée est la reconstitution du tissu cellulaire de la jambe, à cause de l'encombrement d'un œdème dur, scléreux, qui contraste avec la consistance des muscles de la cuisse, du triceps principalement. La friction, même vigoureuse, ne parvient pas à déterminer la résolution suffisante de l'œdème ; c'est pourquoi la bande de caoutchouc est appliquée pendant dix minutes sur le pied et sur la jambe. Dès que la bande de caoutchouc est enlevée, le bandage roulé de toile est appliqué avec une allure compressive et avec intercalation des deux feutres du cou-de-pied. Après tous ces soins, le blessé se rend compte qu'il est mieux soutenu. Pour la première fois, il marche sans aucun soutien, pas même une canne.

Le 28 mars (62° jour), le jeune homme a fait toute sa route à pied, près de quatre kilomètres; il y a mis une heure et demie, malgré la tempête et la neige. L'œdème du membre est moins dur et moins volumineux. Les mouvements sont étendus et assez souples.

Le 13 avril, il ne reste plus que deux petites plaies à la face externe de la jambe ; mais plusieurs portions de la peau portent des écailles d'eczéma sec.

Peu de jours après (18 ou 19 avril), le jeune homme abandonne définitivement sa dernière canne. Il marche aisément et ne trouve à signaler qu'une débilité relative de son membre inférieur gauche. La friction est encore renouvelée chaque jour; mais on ne discerne plus aucune portion qui soit indurée.

Le 9 mai (3 mois 1/2 après l'accident), ce jeune homme reprend son travail de charretier.

Il ne l'a pas interrompu depuis lors.

Satisfait de sa guérison, il prétend que « sa jambe gauche est plus solide que l'autre ! » Il se vante de décharger en trois heures un wagon de 10.000 kgs de charbon et de monter, sans hésiter et jusqu'au grenier, des sacs d'avoine. Le fonctionnement de son membre inférieur gauche est, en effet, complètement reconstitué.

Le massage, la compression élastique et la mobilisation, alternant avec des périodes d'immobilisation réelle, ont manifestement rendu un important service à ce jeune homme. On peut rapprocher de ce cas, les observations suivantes, rapportées par M. Lucas-Championnière. *(Bull. de la soc. de chir.* Paris, 1886, p. 567).

OBSERVATION XIII

Fracture du péroné droit avec écrasement du calcanéum ; fracture de la jambe gauche, de la cuisse gauche, fractures de côtes ; fracture de l'extrémité inférieure de l'humérus gauche avec plaie pénétrante du coude. — M. F....., âgé de 38 ans, s'est jeté du quatrième étage, dans une tentative de suicide. La fracture de l'humérus a été traitée sans aucune immobilisation, des esquilles ont été extraites, le foyer de la fracture a même suppuré. Malgré cela, le coude a conservé des mouvements ; toutefois ils sont limités, mais le cal s'est bien fait ; la solidité du membre est très satisfaisante.

OBSERVATION XIV

Fracture de l'extrémité inférieure de l'humérus gauche, compliquée de plaie ; hémorrhagie, pas d'immobilisation, conservation des mouvements. — La femme T..... (Françoise), âgée de 57 ans, dans une chûte d'un petit toit, s'est fait cette fracture, avec plaie largement ouverte, hémorrhagie grave, bruit caractéristique du sac de noix ; l'extrémité inférieure de l'humérus est broyée. Pansement de Lister sans drainage ; pas d'immobilisation à proprement parler, car on la place dans une gouttière d'où on la sort pour les pansements du coude. La malade, entrée le 29 décembre 1884, ne sort que le 2 mai 1885, mais à cause d'une violente contusion de la hanche gauche qui la fait souffrir. Le jour de la sortie, les mouvements du coude sont très satisfaisants. L'extension n'est pas tout à fait complète, mais elle serre bien avec la main, porte la main sur la tête, dans le dos ; en un mot, se sert bien de son membre, sans douleur. Outre les mouvements constants du coude à chaque pansement, les mouvements ont été provoqués méthodiquement à partir de la troisième semaine.

OBSERVATION XV

Fracture de l'olécrâne gauche avec plaie, chez une femme de 72 ans. — Séjour à l'hôpital du 19 mai au 5 juin 1886 (elle est revenue nous voir depuis). Elle sort 16 jours après l'accident, en très bon état ; les mouvements sont limités, mais non douloureux. Elle n'a jamais eu d'autre immobilisation que le pansement ; les premiers jours, elle a été déposée dans une gouttière large ; elle en était sortie pour le pansement, et chaque fois, elle était mobilisée. Au bout de 16 jours, elle commençait à se servir de sa main.

La conclusion de ce chapitre sera, que le massage et la mobilisation précoce, combinés avec une immobilisation prudente et prolongée le moins possible, paraissent indiqués, même dans les fractures compliquées de plaies.

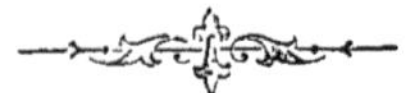

CONCLUSIONS

1°. — L'Immobilisation dans le traitement des fractures ne doit pas être tenue pour un remède systématique et exclusif.

2°. — Dans les fractures intra et para-articulaires, l'immobilisation trop prolongée expose les articulations à la raideur ou à l'ankylose consécutives.

3°. — Le massage et la mobilisation précoce appliqués au traitement des fractures facilitent la réparation osseuse et préviennent les dystrophies des agents actifs du mouvement.

4°. — La compression élastique, par l'application peu prolongée d'une bande de caoutchouc, pourra, dans certains cas, être utile comme succédané du massage, en particulier contre les œdèmes durs, persistants, considérables, observés après certaines fractures.

5°. — Dans les fractures avec tendance au déplacement, il convient de combiner dans une sage mesure, les séances de massothérapie d'une part, et les périodes d'immobilisation réelle, d'autre part.

6°. — Les appareils immobilisateurs n'excluent pas le massage et la mobilisation précoce dans le traitement des fractures compliquées de plaie. Les uns et les autres sont d'ailleurs compatibles avec les exigences de la méthode antiseptique.

Vu :

LE PRÉSIDENT DE LA THÈSE,

TILLAUX.

Vu et permis d'imprimer :

LE VICE-RECTEUR DE L'ACADÉMIE DE PARIS,

GRÉARD.

Vu :

LE DOYEN DE LA FACULTÉ,

BROUARDEL.

INDEX BIBLIOGRAPHIQUE

1866

BIZET. — *Recueil des Mémoires de médecine et de chirurgie militaires.*

1867

ESTRADERE. — Du massage, thèse.

1871

BÉRENGER-FÉRAUD. — *Traité des fractures non consolidées ou pseudarthroses,* Paris.

1873

BOURGUET, d'Aix. — Traitement des fractures de l'extrémité inférieure du radius. — *Bulletin de thérapeutique.*

1877

VON MOSENGEIL. — *Scalpel,* n° 2.

1879

VERNEUIL. — Mémoire à la *Société de chirurgie,* sur le traitement des maladies articulaires.

DAVIS. — Massage et mouvement dans le traitement des fractures. — *Annals of Surgery,* décembre.

1880

EUSTACHE. — De la mobilisation et de l'immobilisation dans le traitement des articulations malades. — *Journal des sciences médicales,* de Lille.

1883

GUERMONPREZ. — Note sur le traitement de la pseudarthrose de la jambe. Extrait du *Bulletin de l'Académie royale de médecine, de Belgique* ; 3ᵉ série, t. XVII, nᵒ 5.

1884

Journal de médecine et de chirurgie pratiques. Art. 12569 : Traitement de l'entorse du pied par le massage.

MARC SÉE. — De l'entorse et de son traitement. — *Revue de chirurgie,* p. 401-425.

1885

TILANUS. — Congrès français de chirurgie. *Journal des sciences médicales,* de Lille.

1886

Bulletins et mémoires de la Société de chirurgie.

JUST LUCAS-CHAMPIONNIÈRE. — Traitement des fractures du radius et du péroné par le massage. — Traitement des fractures para-articulaires, simples et compliquées de plaie sans immobilisation. — Mobilisation et Massage. — Communication à la société de chirurgie. — *Journal de méd. et de chir. prat.,* p. 415.

DELASSUS. — *Journal des sc. méd.,* de Lille, 20 décembre.

1887

Bull. et mém. de la Soc. de chir., de Paris.

LUCAS-CHAMPIONNIÈRE. — Rapport sur le traitement des fractures par le massage, à propos de deux observations, l'une du Dʳ Ovion, l'autre, du Dʳ Franc.

BERNE. — *Revue générale de clinique et de thérapeutique,* 30 juin.

LEROY. — Thèse, Paris.

METGE. — Thèse, Paris.

ET. MAISON. — Massage dans les fractures para-articulaires, thèse, Paris.

LAPERVENCHE. — Thèse, Paris.

QUINT. — Thèse, Lille.

Journal de méd. et de chir. prat., p. 67-69 : Massage dans les fractures.

1888

LEONARDON-LAPERVENCHE. — Fractures juxta-articulaires, leur traitement par le massage, thèse, Paris.

RUFIN. — Etude clinique sur le massage appliqué au traitement des fractures juxta-articulaires ; thèse, Lyon.

RAFIN. — Du massage dans les fractures juxta-articulaires. — *Lyon médical et journal des sc. méd.*, de Lille, p. 400.

Journal de méd. et chir. prat. ; art. 13750 : Traitement des fractures sans immobilisation chez le chien.

1889

COTTIGNY (d'Haubourdin). — *Journal de méd. et chir. prat.* ; art. 14448 : Fracture du péroné traitée par le massage.

1891

Journal de méd. et chir. prat. — Art. 14797, p. 154. — De quelques usages du massage.

1892

Journal de méd. et chir. prat. Art. 15062, p. 181.

Revue d'Orthopédie (de M. Kirmisson), p. 384 : Effet de la mobilisation.

1893

ALBERT HOFFA. — Technic der massage.

CONDAMIN. — Du massage dans les fractures du péroné, thèse, Paris.

1894

Journal de méd. et chir. prat. ; p. 721 : Traitement des fractures des extrémités supérieure et inférieure de l'humérus par le massage et la mobilisation.

1895

Journal de méd. et de chir. prat. ; Art. 16338, p. 379 : Le massage et la mobilisation appliqués au traitement des arthrites traumatiques.

LUCAS-CHAMPIONNIÈRE. — Traitement des fractures par le massage et la mobilisation, in-8°, Paris.

TILLAUX. — Leçons cliniques, recueillies par M. Thierry.

1896

Journal de méd. et de chir. prat. :

DAGRON. — Vingt cas de fractures de clavicule, traités par le massage.

Art. 16637. — GAUCHET. — Traitement des fractures du col du fémur par le massage et la mobilisation.

Art. 16766. — Traitement de la fracture de l'humérus, par le massage et la mobilisation.

Art. 16877. — Traitement des fractures, par le massage (Dr Février, *Rev. méd. de l'Est*).

LE DENTU-DELBET. — *Traité de chirurgie* clinique et opératoire, T. II.

1897

N.-J. GOUREVITCH — Sur le traitement des fractures simples, par le massage. — *Vratch ;* t. XVIII ; p. 1439 ; analysé dans la *Presse médicale*, 29 janvier 1898.

GEORGES BERNE. — Traitement massothérapique des fractures du péroné. *Rev. de thérap. médico-chirurgicale*, Paris, 15 janvier 1897.

Journal de méd. et de chir. prat. :

Art. 17162. — Traitement des fractures par le massage combiné avec la mobilisation des articulations et des muscles *(Annequin)*.

Art. 17225. — Fractures de clavicule traitées par le massage, sans immobilisation (Lucas-Championnière, communication à l'Académie de médecine).

Art. 17267. — LUCAS-CHAMPIONNIÈRE. — Fractures de rotule. — Traitement par l'ouverture large de l'articulation. — Traitement par le massage.

BONVARLET. — Du massage et de la mobilisation dans le traitement des fractures des malléoles et du tarse ; thèse, Lille.

Bull. et mém. de la soc. de chir., de Paris.

LUCAS-CHAMPIONNIÈRE. — Académie de médecine de Paris, 21 décembre.

1898

FORGUE ET RECLUS. — Traité de thérapeutique chirurgicale (deuxième édition), tome 1er.

FOLET. — Appareil ambulatoire pour fracture de jambe. — *Echo médical du Nord* (Janvier et Juin).

PAUL BOURLET. — Déambulation dans le traitement des pseudarthroses de la jambe ; thèse, Paris.

ELOY. — Des fractures ouvertes du cou-de-pied ; thèse, Lille.

GUILLOUX. — Traitement des fractures du poignet par le massage et la mobilisation ; thèse, Paris.

GUILLEMARD. — *Du traitement des fractures de la clavicule par le massage.* Thèse, Paris.

SALLÉ — *Du massage dans les fractures communes de l'olécrâne.* Thèse, Paris.

TABLE DES MATIÈRES